消除精神卫生缺口
行动计划干预指南

mhGAP Intervention Guide (mhGAP-IG)
Version 2.0

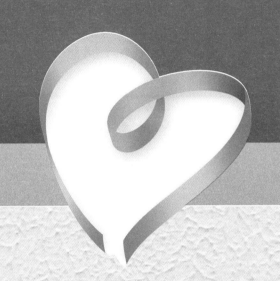

主　审　徐一峰　赵　敏

主　译　何燕玲　王　振

译　者（以姓氏笔画为序）
　　　　王　振　王　琰　庄文旭　李　煦　何燕玲　张　蕾　黄晶晶

翻译秘书　黄晶晶

单　位　上海市精神卫生中心

人民卫生出版社
·北　京·

序

得悉《消除精神卫生缺口行动计划干预指南》(mhGAP-IG)即将由人民卫生出版社付梓,甚喜!十年的努力得结硕果,其面世无疑将惠及多方。

已有的研究表明,我国各类精神障碍的终生患病率是16.57%(黄悦勤等,2019年),得到有效救治的比例仅13.55%(黄悦勤等,2018年),其中重要原因是整个社会对精神障碍的识别率仍低,就诊率不高,有效干预治疗的可及性不足。这也是全球范围普遍存在的问题。

当前,世界各地对精神卫生心理健康的重视程度与日俱增。但是,在全球范围只有1%的医疗资源提供精神卫生服务。世界卫生组织(World Health Organization,WHO)精神卫生和物质滥用司于2008年启动了消除精神卫生缺口行动计划(Mental Health Gap Action Programme,mhGAP)。旨在强化各国政府、国际组织和其他利益相关方的承诺,以增加干预精神卫生问题所需的经费和人力资源,为了帮助mhGAP的实行,WHO组织全球范围的专家在2010年编写了适用于非专科卫生服务机构的《消除精神卫生缺口行动计划干预指南》(mhGAP-IG),并于2015年出了更新版。即将出版的中文版就是mhGAP-IG 2.0版本。

该书从"基础服务与实践"入手,包括一般原则,使用有用的沟通技巧,促进尊重和尊严等,有丰富的人文内涵。接着提出精神卫生临床实践的要素,评估躯体健康和精神行为状态,并以总表形式概述需优先考虑的不同精神障碍。其各论篇章安排更多是基于基层临床遇到的问题,不仅有抑郁症、精神病、癫痫、痴呆等精神疾患,也以平行篇章呈现儿童与青少年的精神行为障碍、物质使用所致障碍、自伤/自杀等常见精神行为问题。实施处理原则具体实用,操作性强。

虽说mhGAP-IG是针对非专科医生和机构的工作指南手册,但通览全书,有根枝分明叶脉清晰的通透伶俐感,言简意赅,逻辑性强。全书概览图表明示临床诊断的路径和治疗原则,是一整套临床决策方案,可读性强。可以引领初学者快速入门,也可帮助专科医生厘清思路,快速处置问题。读者不仅是专科或非专科的医务人员,也可以是卫生行政部门、大学及教研机构、非政府组织、慈善基金会及研究人员等,是很实用的技术工具。精读之可快速领会要领,提升能力。若普及使用于各级各类精神卫生相关人员的培训,无疑可以快速提升提供精神卫生服务人力资源的数量和质量。

其实,2010年左右,在mhGAP-IG初版发行后,WHO总部精神卫生司物质滥用司司长Shekhar Saxena就有意发行中文版。期间,就版权和出版方等事宜,WHO日内瓦总部与西太区以及中国大陆之间有过多轮商议。如今,由人民卫生出版社在大陆直接发行中文版,十分可喜。这也标志着我国与WHO在精神卫生领域的合作更加深入。

感谢各位译者和审校同道们的辛勤付出。

他山之石可以攻玉。研读mhGAP-IG,也是与国际同道笔会交流,汲取精华厚己根基,相信对于促进我国精神卫生事业发展会起到积极作用。

肖泽萍
上海市政协教科文卫体委员会专职副主任
WHO/上海精神卫生研究与培训合作中心前主任
辛丑初春于沪

前　　言

精神、神经及物质使用障碍(mental,neurological and substance use disorders,MNS)非常普遍,为全球带来巨大的疾病负担和失能。尽管减少疾病负担十分紧迫,但现有卫生系统能提供的资源仍有很大缺口。每10人中就有1人患有某种精神障碍,但在全球范围只有1%的医疗资源提供精神卫生服务。MNS严重影响儿童学习的能力,也影响成年人在家庭、工作和社会中发挥作用的能力。

对MNS患者及其照料人员提供更多服务是当务之急。随着认识的不断深入,为了消除可用资源和对这些服务的巨大需求之间的缺口,世界卫生组织(World Health Organization,WHO)精神卫生和物质滥用司于2008年启动了消除精神卫生缺口行动计划(Mental Health Gap Action Programme,mhGAP)。mhGAP的首要任务是强化各国政府、国际组织和其他利益相关方的承诺,以增加干预MNS所需的经费和人力资源,并促使主要干预措施在中低收入国家的应用达到更高的覆盖率。为此,mhGAP提供了各种工具和循证指南,以推动实现《2013—2020年全面精神健康行动计划》的目标。

为了帮助mhGAP的实行,在2010年编写了适用于非专科卫生服务机构的《消除精神卫生缺口行动计划干预指南》(mhGAP-IG)的MNS篇。这是一个基于mhGAP指南的简单实用的技术工具。mhGAP-IG是一套临床决策方案,为需要优先考虑的MNS临床情况提供整合性的处理办法。许多人错误地认为所有精神卫生干预都是很复杂的,唯有很专业的人才能做。近年来的研究显示,在非专科卫生机构进行药物和心理社会干预是可行的。mhGAP-IG 1.0版自2010年发布以来被广泛运用于扩大精神卫生服务。使用者包括各国卫生行政部门、大学及教研机构、非政府组织、慈善基金会及研究人员等。mhGAP-IG 1.0版在世界卫生组织所有地区的90多个国家应用。mhGAP资料已被翻译为超过20种语言,包括联合国6种官方语言。

自最初版本发布5年后,我们根据最新的研究文献对mhGAP指南进行了修订和更新,新版本于2015年出版。现在,我们很高兴地介绍新推出的mhGAP-IG 2.0版。这个版本不仅包含了所有更新内容,亦汲取了来自实施现场的大量反馈意见,提升了指南的明确性和可用性。

我们衷心希望mhGAP-IG继续作为一个重要技术工具为世界各地MNS障碍患者提供医疗服务,进一步实现世界卫生组织"全民健康覆盖"的愿景。

Shekhar Saxena
精神卫生和物质滥用司,司长
世界卫生组织

目　　录

导　论

消除精神卫生缺口行动计划（mhGAP）——背景

根据世界卫生组织出版的《2014 年精神卫生地图集》（Mental Health Atlas 2014）提供的数据，世界上 45% 以上的人口生活的国家，存在精神科医师严重不足（每 10 万人中仅有不到 1 个精神科医师），而神经科医师的比例甚至更少。显然，仅仅依靠专科医师去帮助罹患精神、神经及物质使用障碍（mental, neurological and substance use disorders, MNS）的患者是不够的，上百万的患者并没有得到所需的医疗服务。即使有，干预措施常不具备循证的依据，也不是高质量的服务。因此，WHO 发起了消除精神卫生缺口行动计划（Mental Health Gap Action Programme, mhGAP），以提高对精神、神经和物质使用障碍的处理水平。

mhGAP 项目针对各种需要优先处理的 MNS 疾病或临床问题进行干预和管理。疾病 / 临床问题的优先程度是根据循证依据决定的，不仅要求有效干预方法的循证依据，亦要求该方法能在中低收入国家实施并进一步推广。优先条件是根据以下标准确定的：它们有疾病负担高（高病死率、高发病率、高致残率）、造成经济损失大或与患者人权受到损害相关等特点。这些要优先处理的问题包括抑郁症、精神病、自伤 / 自杀行为、癫痫、痴呆、物质使用所致障碍及儿童青少年的精神行为障碍。我们编制了这本 mhGAP 干预指南（mhGAP-IG），帮助在相关非专科卫生服务机构中推广基于循证的完整版 mhGAP 指南（mhGAP guidelines）。

许多世界卫生组织成员国及利益相关方在使用 mhGAP-IG 1.0 版本，这清楚显示了对这类工具的迫切需求。在国家层面上，1.0 版本的用途极具多样性：最常见的用途是作为各国在区域、省及国家层面推广精神卫生服务的重要工具；其次，它可作为卫生技术人员和相关人员的能力培训工具；此外，它也可作为一本参考指南，开发和更新医疗卫生专业的本科 / 研究生课程。

mhGAP-IG 指南的编制——2.0 版本

根据完整版 mhGAP 指南的更新以及 mhGAP-IG 1.0 版本使用者的反馈意见和评价，我们重新检视新版本 mhGAP-IG 的编制。完整版 mhGAP 指南的更新过程遵从世界卫生组织指南制定的方法学流程，包括对循证依据的文献回顾以及对专家组推荐内容的整合和制订。专家组由资深国际专家和机构组成，包括临床医生、科研工作者、精神卫生项目的管理人员、制定相关政策的官员和服务使用者等。完整版 mhGAP 指南于 2015 年制作完成并出版。可以在 mhGAP 循证资料中心找到有关指南制定方法的详细信息以及专家推荐的更新内容：http://www.who.int/mental_health/mhgapevidence/en/.

反馈意见来自最近三年在世界卫生组织的所有地区中使用了 mhGAP-IG 培训非专科卫生人员的专家，以及在多个项目实施地提供了 MNS 服务的专家。基于专家们的意见和现场反馈，mhGAP-IG 2.0 的初稿完成后，分发给了位于世界各地的审查组专家，广泛收集来自他们的不同意见。此外，还以调查问卷的形式收集了一些来自非专科卫生机构医务人员以及 MNS 患者的反馈，并由世界卫生组织协调当地的焦点小组对这些反馈进行了讨论。经上述过程得到的最终意见，被纳入 mhGAP-IG 2.0 版本中。

此外，很多使用者指出 mhGAP-IG 1.0 版本只有纸质版的局限性，提出互动式电子版或网络版或移动终端版本有利于提高使用的便利性，增强功能并节约成本。因此 2.0 版本会提供多种不同的格式：纸质版、电子版及移动版。目前电子版的开发正在进行中，不久后将会发布。

mhGAP-IG 2.0 包含了大量的反馈意见，参考了更新的 2015 版 mhGAP 指南和电子版这种新形式，主要更新总结如下：

» 基于新的循证证据、mhGAP 使用者的反馈意见和建议，指南各部分的内容均有更新。

» 临床评估的内容使用垂直的流程图示,更加简明直观。

» 所有章节(模块)均加入了关于随访的内容和流程。

» 加入了两个新的章节:"基础服务和实践"(1.0 版本"治疗的基本原则"的更新)及"实施"。

» 重新编写了以下章节:"精神病"(整合了"精神病"和"双相情感障碍"章节),"儿童与青少年精神行为障碍"(涵盖发育、行为和情感障碍),以及"物质使用所致障碍"(包括酒精所致障碍和药物所致障碍)。

mhGAP-IG 2.0 版的用途

mhGAP-IG 是一个示范性的指南,它的运用必须与国家或地区的实际情况相适应。使用者可以选择一些需优先处理的临床问题或干预方法,并根据该障碍在当地的患病率和可获得的资源对指南做出改进和实施。改进是为了确保在该国为重大疾病的各类临床状况能被指南所涵盖,并且在当地卫生机构中使用 mhGAP-IG 2.0 版治疗这些 MNS 障碍患者是合适的。我们可以将指南与该国实际情况相适应的过程看作是将医疗技术引入临床的好机会,这个过程亦需要该国各利益相关方的协调。改进的过程也包括指南的翻译,以确保指南所提供的干预方法可以被当地社会

文化背景所接受,且适用于当地的卫生系统。

mhGAP-IG 使用的主要对象是非专科的初级 / 二级医疗机构的医师、护士及其他医务人员,但它对精神卫生专科人员同样适用。此外,mhGAP-IG 2.0 会建议非专科人员何时需要请专科医生会诊或转诊,让专科医生有效发挥培训、协助及指导非专科人员的重要职责,使稀缺的医疗资源得到更有效利用。专科医生也同样受益于 mhGAP 项目对公共卫生领域和服务机构的培训。为此,mhGAP-IG 培训应作为卫生体系中不可或缺的一部分。卫生系统管理层,包括规划、管理和政策制定方面人员也应被纳入培训支持系统中,从而使指南所建议的干预方法得到必要的基础设施和资源支持,如配备基本药物。培训应该从机制上持续进行,以确保医务人员能深入学习,并得到充分的支持、指导和更新培训。

如何使用 mhGAP-IG 2.0 版

mhGAP-IG 是一个示范性的指南,它的运用必须与国家或地区的实际情况相适应。使用者可以选择一些需优先处理的临床问题或干预方法,并根据当地情况对指南做出改进和实施。

» mhGAP-IG 2.0 版开篇第一章"基础服务和实践"是一套很好的临床操作规范和临床实践一般性指南,指导医务人员如何为求助者

提供服务。使用 mhGAP-IG 的人员都应该熟悉并尽可能在临床工作中遵循这些原则。

» 总表层次分明地展示了各种需要优先处理临床问题的特点,以让临床工作者熟悉指南中的相关章节(模块)。优先级别较高的临床问题应该先进行干预。2.0 版本的总表中还加入了需要紧急处理的 MNS 急症的内容,帮助工作人员更有效地识别并按指南处理各种临床急症。

» 指南中的各章节(模块)由各种独立的临床问题构成,为临床决策和干预提供帮助。每个章节颜色不同,易于区分。每个章节的开始都有引言,简要介绍本章包含的临床问题、关键评估和治疗步骤。

» 每一章节包括下面三部分:

Ⓢ **评估** 评估部分的框架由一系列涵盖了临床评估各个要点的流程图组成。各模块的开始是关于本章节所涉及的临床问题一般情况的介绍,之后是一系列需要回答"是"或"否"的问题。通过回答这些问题,逐步完成整个临床评估。如果想得到综合、完善的临床评估和处理计划,使用者应由始至终、循序渐进地完成每一个决策点的评估内容。

Ⓕ **处理** 处理部分,使用者可以找到在评估部分筛查出的特定临床问题的干预与治疗的详细信息,包括所需的心理社会干预和药物治疗。

Ⓕ **随访** 随访部分详细介绍怎样继续医患关

系，以及对随访工作的详细指引。

» mhGAP-IG 2.0 版使用一系列的图标代表特定内容。下页列出了这些图标及含义。

在所有章节中，重要的地方还会标识关键临床提示。

» 新增了关于 mhGAP-IG 实施的一个章节，介绍实施过程中的主要步骤。

» 指南的结尾，附有 mhGAP-IG 2.0 版中使用的专业词汇表。

图例

评估步骤的顺序

①

否　是

停止并退出流程

完成其他指示之后回到本流程

» 前往 方案1

前往本章节（模块）中的其他位置

临床提示

评估

处理

随访

转诊到医院

药物

心理社会干预

咨询专科医师

儿童/青少年

育龄女性，孕妇或哺乳期女性

成人

老人

注意

不要

更多信息

第一章　基础服务和实践

这一模块概括了为所有寻求卫生服务的人提供必要服务的原则，包括 MNS 人群以及他们的照料者。模块的第一部分包括临床服务的一般原则，目的是促进尊重来寻求服务的 MNS 人群的隐私，使卫生服务提供者与服务使用者及其照料者建立良好的关系，确保以非评判性、非污名化和支持性的方式提供服务。模块的第二部分包括精神卫生临床实践要素，目的是向卫生服务提供者概述在非专科机构中如何对 MNS 进行评估和处理。

A. 一般原则
　– 使用有效的沟通技巧
　– 促进尊重和尊严
B. 精神卫生临床实践的要素
　– 评估躯体健康
　– 进行 MNS 评估
　– 处理 MNS

A. 一般原则

1. 使用有效的沟通技巧

使用有效的沟通技巧使卫生服务提供者能够为患有精神、神经及物质使用障碍（MNS）的成人、青少年和儿童提供优质服务。考虑使用以下核心沟通技巧：

沟通技巧 1：创造能促进开放式交流的环境

» 如果可能的话，与来诊者在一个私密的空间会面。
» 表示欢迎，并用与文化相适应的方式进行介绍。
» 保持目光接触，使用肢体语言和面部表情促进信任。
» 说明访谈期间所讨论的信息将会保密，没有得到事先允许的情况下不会与其他人分享。
» 如果照料者在场，建议与来诊者单独交流（幼儿除外），并获得许可分享临床信息。
» 当访谈年轻女性时，考虑让另一位女性工作人员或照料者在场。

沟通技巧 2：让来诊者参与进来

» 尽可能让来诊者全方面参与评估和处理，包括儿童、青少年和老年人（如果他们允许的话，照料者和家属也可参与其中）。

沟通技巧 3：从倾听开始

» 积极倾听。保持共情和敏感性。
» 允许来诊者说话而不打断。
» 如果既往史不明确，耐心询问并澄清。
» 对于儿童，使用他们可以理解的语言沟通。例如，询问他们的兴趣（玩具、朋友、学校等）。
» 对于青少年，传达你理解他们的感受和处境。

沟通技巧 4：始终表现出友善、尊重和不评判

» 时刻保持尊重。
» 不因行为和外表评判来诊者。
» 保持冷静和耐心。

沟通技巧 5：使用良好的语言沟通技巧

» 使用简单的语言，清晰简洁。
» 使用开放式提问，总结和澄清陈述。
» 总结和重复关键点。
» 允许来诊者对提供的信息提问。

沟通技巧 6：对于来诊者透露的困难遭遇（例如性侵犯、暴力或自伤）给予敏感的回应

» 对困难的话题保持格外敏感。
» 提醒来诊者他们告诉你的信息你会保密。
» 承认透露这些信息对来诊者来说可能非常困难。

2. 促进尊重和尊严

MNS 来诊者应当得到与文化相适应的尊重和尊严。作为卫生服务提供者,应尽一切努力尊重他们,促进他们意愿和偏好的表达,用最包容的方式支持并鼓励他们及他们的照料者参与。MNS 来诊者更容易受到人权侵犯,因此,在卫生服务机构中,服务提供者有必要促进来诊者的人权与包括《联合国残疾人权利公约》(UN Convention on the Rights of Persons with Disability, CRPD)* 在内的国际人权标准保持一致。

* 更多 CRPD 的信息详见:https://www.un.org/development/desa/disabilities/convention-on-the-rights-of-persons-with-disabilities.html

要
» 充满尊重和尊严地对待 MNS 来诊者。
» 保护 MNS 来诊者的隐私。
» 确保临床环境的私密性。
» 总是让来诊者可获得信息,如果可能,书面告知治疗可能的风险和益处。
» 确保来诊者同意治疗。
» 促进在社区自主和独立地生活。
» 给 MNS 来诊者提供有助于他们做决策的选择。

不要
» 不歧视 MNS 来诊者。
» 不忽视 MNS 来诊者的优先权或意愿。
» 不为、不代表、不替来诊者做决定。
» 解释所推荐的治疗时不过度使用专业术语。

B. 精神卫生临床实践的要素

1. 评估躯体健康

MNS 来诊者因病而早亡的风险更高,而这些疾病是可以预防的,因此必须将躯体健康体检作为综合评估的一部分。确保采集包括躯体健康与 MNS 在内的完整病史,之后进行躯体健康评估以确认同时存在的问题,并向来诊者提供有关预防疾病方法的教育。这些行动必须在获得来诊者知情同意的情况下进行。

躯体健康评估

» **采集详细病史,询问风险因素**。缺乏运动、不恰当的饮食、抽烟、有害的酒精使用和/或物质使用、危险行为和慢性疾病。

» **进行体格检查。**

» **考虑鉴别诊断**。当需要且可能时,通过病史、体检和基本实验室检查,排除 MNS 症状的躯体情况和潜在原因。

» **确定共病情况**。通常,来诊者可能同时患有不止一种 MNS。当这种情况发生时,要进行评估和处理。

躯体健康管理

» 治疗当前存在的与 MNS 共病的疾病。如果需要,转诊至或咨询专科医师。

» 提供有关可改变的风险因素的教育来预防疾病,倡导健康生活方式。

» 为保障 MNS 患者的躯体健康,卫生服务提供者应当:
— 提供关于躯体活动和健康饮食重要性的建议
— 教育人们认识酒精的危害
— 鼓励戒烟和停止物质滥用
— 提供关于其他危险行为的教育(例如无保护的性行为)
— 定期体检和接种疫苗
— 帮助人们为生命的发展变化做好准备,例如青春期和绝经期,并提供必要的支持
— 与育龄女性讨论怀孕计划和避孕方法

临床提示
严重精神障碍患者相较于普通人,有 2~3 倍的可能性死于感染和心血管疾病等可预防的疾病。要通过教育和监测降低此类风险。

2. 进行 MNS 评估

　　进行 MNS 评估包括以下步骤。首先了解主诉,其次获得病史,病史包括既往史、一般健康问题、MNS 家族史、心理社会因素史。观察来诊者(精神状态检查),确定鉴别诊断并明确诊断。作为评估的一部分,根据需要进行体检并获得基本实验室检查。进行评估需要获得来诊者知情同意。

病史采集

1　主诉
就诊的主要症状或原因。
» 询问何时、为何以及如何开始的。
» 在本阶段收集尽可能多的来诊者症状和情况的信息很
重要。

2　既往史
» 询问既往是否有类似的问题,是否因MNS问题在精神
专科医院住院或服用处方药,既往是否有过自杀未遂。
» 深入了解烟、酒和物质使用。

3　一般健康史
» 询问躯体健康问题及用药。
» 获得当前用药清单。
» 询问药物过敏史。

4　MNS家族史
» 深入了解可能的MNS家族史,询问是否有人有MNS的相似症状
或因此接受过治疗。

5　心理社会因素史
» 询问当前应激源、应对方法和社会支持情况。
» 询问当前社会和职业功能(来诊者在家庭、工作和人际关系中
的功能如何)。
» 获得包括来诊者住址、受教育程度、工作/就业史、婚姻状况、
子女数量和年龄、收入、家庭结构/居住条件在内的基本信息。

对于儿童和青少年,询问他们是否有照料者,以及他们之间是
什么关系和关系好坏。

若怀疑是优先MNS的状况，
转至相关模块进行评估

评估MNS情况

1　体检
» 根据MNS评估中所获得的信息，有针对性地做体格检查。

2　精神状态检查（MSE）*
» 询问和观察来诊者的外表和行为、情绪和情感、思维内容、
任何知觉障碍和认知功能。参见基于症状的总表获取详情。

3　鉴别诊断
» 考虑鉴别诊断，排除具有相似主要症状的情况。

4　基本实验室检查
» 当需要且有可能的情况下，进行实验室检查，特别是为
排除器质性原因。

5　识别MNS问题
» 使用合适的模块识别MNS。
» 评估其他MNS症状和优先要处理的状况（见总表）。
» 遵循合适的处理程序和治疗方案。

临床提示

一旦怀疑患有MNS，总是评估自伤/
自杀风险（» SUI）。

---

* 适用于非专科医务人员的精神状态检查可能包括：行为和外表＝一个人的外观和行动的症状和体征；情绪和情感＝调节和表达情绪或感受状态的症状和体征；思维内容＝含有妄想、偏执、猜疑和自杀观念的思维主题症状和体征；知觉障碍＝感知觉在缺少适当的（外部）刺激时产生（如幻听或幻视），来诊者对于感知觉的虚构性可能有所觉察，也可能没有觉察。认知功能＝症状、体征和临床发现提示精神能力和与注意、记忆、判断、推理、解决问题、决策、理解和这些功能整合有关的过程存在障碍。

3. 处理 MNS

一旦评估完成,按照《消除精神卫生缺口行动计划干预指南》(mhGAP-IG)的处理流程处理 MNS 障碍。
处理的关键步骤可在下面的方框内找到。

MNS问题的处理步骤

许多MNS是慢性的,来诊者需要长期的监测和随访。
长期管理MNS来诊者包括以下步骤。

1 与来诊者及其照料者合作制订治疗计划。

> **临床提示**
> **书面的治疗计划应包括:**
> — 药物干预（如有）
> — 心理社会干预
> — 转诊
> — 随访计划
> — 处理任何共患的躯体疾病和/或其他MNS

2 总是为来诊者及其照料者提供**心理社会干预**。

3 有用药指征时使用**药物干预**治疗MNS。

4 有需要且可能的时候**转诊**至专科医师或医院。

5 保证有合适的**随访**计划。

6 在支持MNS患者时**与其照料者和家庭一起合作**。

7 建立与就业、教育、社会服务（包括住房）和其他有关部门的**紧密联接**。

8 为**特殊人群**调整治疗计划。

(1) 治疗计划

» 讨论、确定治疗目标,尊重被服务者的意愿和偏好。

» 征得同意后,让照料者参与治疗。

» 鼓励对症状进行自我监测,解释何时需要紧急求治。

(2) 心理社会干预 👬

a. 心理教育

向 MNS 来诊者提供的信息包括:

» 这是什么情况及其预期的过程和结果。

» 这种情况的现有治疗方法及预期益处。

» 治疗持续的时间。

» 依从治疗的重要性,包括来诊者可以做什么(如接受药物治疗或进行诸如放松练习的心理干预)和照料者为帮助来诊者提高依从性可以做什么。

» 任何需要来诊者(及其照料者)注意的处方药的潜在副作用(短期和长期)。

» 可能参与治疗的社会工作者、个案管理者、社区卫生工作者或其他可信任的社区成员。

» 有关 MNS 的具体信息请参考相关模块的处理章节。

b. 减少压力,强化社会支持

处理当前心理社会压力源:

» 确定并讨论带给个体压力和 / 或影响他们生活的相关心理社会问题,包括但不限于,家庭和人际关系问题、就业 / 职业 / 民生问题、住房问题、财务问题,获得基本安全和服务问题、病耻感和歧视有关的问题等。

» 通过讨论解决问题的技巧等方式,帮助来诊者处理压力。

» 评估和处理任何粗暴对待,虐待(如家庭暴力)和忽视(如对儿童或老年人)问题。与来诊者讨论将其转诊到受信任的保护机构或非正式保护网络的可能性。在适当的情况下联络法律和社区资源。

» 确认提供支持的家庭成员;如可能,尽可能多地请他们参与进来。

» 强化社会支持,尝试重新激活来诊者的社会网络。

» 了解来诊者先前的社会活动,如果再次开始,将有可能提供直接或间接的心理社会支持(如家庭聚会,拜访邻居,社区活动,宗教活动等)。

» 教授如放松技巧等的压力管理方法。

c. 促进日常活动功能

» 为来诊者提供支持以恢复尽可能多的正常社交、教育和职业活动。

» 促进参与经济活动。

» 如果需要,提供生活技能培训和 / 或社交技能培训。

d. 心理治疗

　　心理治疗通常是一种需要大量专门时间的干预措施,一般由经过培训的专业人员提供。然而,心理治疗也可以通过受训的、有督导的非专业工作者和有指导的自助途径(如使用精神卫生电子程序或自助书籍)进行。

　　下面列出的干预在词汇部分有简要描述。

干预示例	推荐在以下情况使用
行为激活	DEP
放松训练	DEP
问题解决治疗	DEP
认知行为治疗(CBT)	DEP,CMH,SUB,PSY
行为列联管理治疗	SUB
家庭咨询或治疗	PSY,SUB
人际关系治疗(IPT)	DEP
动机增强治疗	SUB
家长技能培训	CMH

(3) 药物干预 ⊞

» 遵循每个模块的精神药物学指南。
» 在可行且处理程序和表格中提示的时候，使用药物干预。
» 选择合适、必要的药物，考虑药物副作用情况（短期和长期的）、既往治疗效果、药物-药物或药物-疾病相互作用。
» 需要时参阅国家或世界卫生组织药物手册。
» 为来诊者提供治疗风险和益处、可能副作用、治疗持续时间和依从重要性的教育。
» 为老人、慢性病患者、孕妇或哺乳期妇女和儿童/青少年这样的特殊群体提供药物时要谨慎。视需要咨询专科医师。

(4) 有需要时转诊至专科医师或医院

» 对可能需要转诊至专科医师或医院的情况保持警觉，如治疗无效、药物治疗的严重不良反应、共病和/或其他 MNS 情况、自伤/自杀风险。

(5) 随访 ↻

» 在首次评估后安排随访。
» 每次随访后，预约下一次随访并鼓励参与。随访要安排在双方都方便的时间。
» 初始随访安排得更频繁一些，直到治疗对症状起效。
    一旦症状得到改善，不再频繁安排随访，但要定期随访。
» 在每次随访会面时评估：
    — 治疗效果、药物不良反应、对药物和心理社会干预的依从性。
    — 一般健康状况（确保定期监测躯体健康状况）。
    — 自我照料（如饮食、卫生、着装）和在个体所处环境中的功能。
    — 心理社会问题和/或影响管理的居住条件的改变。
    — 来诊者和照料者对治疗的理解和期待。纠正所有错误观念。
» 在整个随访期间：
    — 认可迈向治疗目标的所有进展，强调依从性。
    — 加强与来诊者的定期联系（如果适用，也加强与照料者的联系）。如有可能，安排社会工作者或社区中其他值得信任的人支持来诊者（如家庭成员）。

— 解释在随访间隔，来诊者如有需要随时可以回到诊所（如因为药物不良反应等）。
— 当来诊者爽约时要有行动计划。
— 使用家庭和社区资源联系没有定期随访的人。
— 如果来诊者病情没有改善或恶化，咨询专科医师。
— 在病例中记录与来诊者及其家庭成员互动的关键点。

» 参考具体障碍处理章节中提到的随访信息。

(6) 照料者参与

» 在适当且来诊者同意的情况下，让照料者或家庭成员参与来诊者的治疗。

» 承认照料 MNS 患者可能是个挑战。

» 向照料者解释尊重 MNS 患者的尊严和权利的重要性。

» 识别对照料者的心理社会影响。

» 评估照料者的需求并保障在家庭生活、就业、社会活动和健康方面给予必要的支持和资源。

» 如果有自助团体和家庭支持团体，鼓励照料者加入。

» 征得来诊者的同意后，让其照料者了解病人的健康状况，包括与评估、治疗、随访和任何可能副作用相关的内容。

(7) 与其他部门链接

为确保全面的照料，以初始评估为基础，将来诊者与就业、教育、社会服务（包括住房）和其他相关部门进行链接。

(8) 特殊人群

儿童 / 青少年

» 了解可能影响到心理健康和幸福感的不利因素，如暴力和忽视等。

» 评估照料者的需求。

» 治疗那些可能一个人前来、没有家长或监护人陪同的青少年。获取青少年本人的知情同意。

» 容许儿童/青少年有私下表达担忧的机会。

» 调整语言，使之符合儿童/青少年的理解水平。

» 向家庭、学校和社区了解可获得的资源。

孕妇或哺乳期妇女

» 如果来诊者是育龄女性，询问：
　— 是否在哺乳。
　— 当前已知或可能怀孕的情况。
　— 如果怀孕，末次月经时间。

» 与孕产妇健康专科医师沟通来安排治疗。

» 如果可能，考虑咨询精神卫生专科医师。

» 小心使用药物干预——核实药物对胎儿的毒性和进入乳汁的路径。根据需要咨询专科医师。

老年人

» 处理与来诊者特别相关的心理社会压力源，尊重他们对自主性的需求。

» 明确并治疗并发的躯体健康问题，用合适的设备（如老花镜、助听器等）处理感觉障碍（如视力低下或听力衰弱）。

» 药物使用低剂量。

» 预期药物相互作用的风险会增加。

» 明确照料者的需求。

第二章 总 表

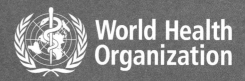

需优先考虑的
MNS障碍概述

1. 这些常见表现提示需要评估。

2. 如果来诊者表现出多于一种障碍的特征，那么需要评估所有相关障碍。

3. 除非特别说明，否则所有的情况适用于所有年龄段。

4. ❗ 表示需要紧急处理的急诊情况，请参见第18页的表格。

常见表现   **优先考虑的情况**

» 多种持续性的，无明确原因的躯体症状

» 精力差，疲劳，睡眠问题

» 持续的悲伤或抑郁心境；焦虑

» 对通常喜爱的活动丧失兴趣或愉悦感

抑郁症
（depression，DEP）

» 明显的行为改变；忽略与工作、学业、家庭或社会活动相关的正常责任

» 焦虑不安，攻击行为，活动减少或增多

» 顽固的错误观念，且此观念不被同一文化中的其他人认可

» 听到声音或看到不存在的东西

» 没有意识到自己存在精神问题

精神病
（psychoses，PSY）

» 痉挛性运动或发作/惊厥

» 痉挛期间：意识丧失或意识障碍，僵硬，强直，舌咬伤，受伤，大小便失禁

» 痉挛后：疲劳，昏沉，嗜睡，意识混乱，行为异常，头痛，肌肉痛，或身体一侧虚弱

癫痫
（epilepsy，EPI）

在因躯体症状或者一般健康检查的儿童/青少年中，有以下表现的：

» 发育，情绪或者行为问题（如注意力不集中，过度活跃，或者持续性的对立，违抗和攻击行为）

» 存在风险因素：如营养不良，被虐待和/或被忽视，频繁生病，慢性疾病（如HIV感染/艾滋病或者难产史）

照料者发现儿童和青少年存在以下令人担心的问题：

» 相比同龄人发育较慢，或者难以完成与其年龄相称的日常活动；

» 行为问题（如过度活跃，攻击性，频繁和/或严重发脾气，非常希望独处，拒绝日常活动或拒绝上学）

学校教师发现儿童和青少年存在以下令人担心的问题

» 如容易走神，扰乱课堂秩序，经常惹麻烦，完成学校作业有困难

社区医生或者社会服务工作者发现儿童和青少年存在以下令人担心的问题

» 例如，违规或者违法的行为，在家中或者社区中存在身体攻击行为

儿童与青少年的精神行为障碍（child & adolescent mental & behavioural disorders，CMH）

情绪、行为和发育障碍的常见表现因儿童和青少年的年龄而异

» 记忆力（严重健忘）和定向能力（对时间、地点和人物认知）下降或出现问题

» 情绪或行为问题，如情感淡漠（对周遭事物漠不关心）或易激惹

» 丧失情绪控制（容易沮丧，激惹或哭泣）

» 难以进行日常工作、家庭或社会活动

痴呆（dementia，DEM）

» 表现出受到酒精或者其他物质的影响（如身上有酒味，言语不清，镇静，行为古怪）

» 急性行为效应的体征和症状，戒断症状或者长期使用的效应

» 社会功能的退化（如工作或者家庭生活存在困难，仪表不整）

» 慢性肝脏疾病（肝酶异常）的体征，黄疸样（黄色）皮肤和眼睛，触诊可及柔软肝脏下缘（早期肝病），腹水（膨胀的腹部充满液体），蜘蛛痣（像蜘蛛一样的血管可见于皮肤表面），和精神状态的改变（肝性脑病）

» 平衡、行走、共济运动和眼球震颤的问题

» 偶然发现：巨红细胞性贫血，血小板减少，平均红细胞容积（MCV）升高

» 物质戒断、过量或中毒引起的急诊情况。患者可能出现镇静，过度兴奋，激越，焦虑或者意识模糊

» 物质使用所致障碍的患者未必主动报告物质使用问题，应注意：
— 反复需求精神兴奋药，包括镇痛药物
— 身体有多处损伤
— 静脉注射药物使用相关的感染（HIV感染/AIDS，丙型肝炎）

物质使用所致障碍（disorders due to substance use，SUB）

对所有到医疗机构就诊的人都应该问烟草和酒精使用情况

» 极度的无望感和绝望

» 目前或者曾经有自伤/自杀观念，计划或行为

» 存在其他重大障碍，慢性疼痛或者极度的情绪困扰

自伤/自杀（self-harm/suicide，SUI）

❗ 紧急情况　需优先考虑MNS障碍的表现

需紧急处理的表现	需考虑的情况	前往章节
» 自伤行为，有服毒或中毒迹象，自伤引起伤口流血，丧失意识和/或重度昏睡	医疗上严重的自伤行为	**SUI**
» 当前或既往有自伤/自杀观念、计划或行为，并且此时个体极度激越、暴力、精神痛苦或者无法沟通	即刻自伤/自杀风险	
» 急性痉挛伴意识丧失或意识受损	癫痫	**EPI,SUB**
» 持续痉挛	癫痫持续状态	
	酒精或者其他镇静剂的戒断	
» 激越和/或存在攻击行为		**DEM,PSY,SUB**
» 呼气中可闻到酒气，言语不清，脱抑制行为；意识，认知，知觉，情感或者行为层面的紊乱	急性酒精中毒	**SUB**
» 手抖，出汗，呕吐，脉搏加快，血压升高，激越，头痛，恶心，焦虑；重症者出现癫痫发作和意识模糊	酒精戒断 酒精戒断性谵妄	
» 无应答或者最低限度的应答，呼吸减慢，针尖样瞳孔	镇静剂过量或者中毒	
» 瞳孔放大，兴奋，思维奔逸，思维紊乱，行为怪异，近期使用可卡因或者其他兴奋剂，心率和血压升高，攻击性，古怪或者暴力的行为	急性兴奋剂中毒或者过量	

第三章　抑　郁　症

抑郁症患者会体验到一系列症状，包括持续的情绪低落、兴趣和愉悦感丧失，至少持续 2 周以上。

本模块所描述的抑郁症患者在个人、家庭、社交、学习、工作或其他领域的日常功能存在许多困难。

许多抑郁症患者也有焦虑症状和医学无法解释的躯体症状。

抑郁症常见与其他 MNS 障碍以及躯体疾病一起发生。

其他未达到抑郁症诊断标准的症状处理参见模块"其他重要的精神健康状况"。转至 » OTH。

DEP » 快速概览

评估

» 来诊者是否有抑郁症?

» 对这些症状是否还有其他解释?
 — 排除躯体疾病
 — 排除躁狂史
 — 排除对近期重大丧失的正常反应

» 评估其他重大MNS障碍

处理

» 处理方案
 1. 抑郁症
 2. 双相障碍中的抑郁发作
 3. 特殊人群

» 心理社会干预

» 药物干预

随访

📋 DEP 1 » 评估

抑郁症的常见表现

- 多种持续的，无明确原因的躯体症状
- 精力差，疲劳，睡眠问题
- 持续的悲伤或抑郁心境，焦虑
- 对通常喜爱的活动丧失兴趣或愉悦感

1

来诊者是否有抑郁症？

来诊者是否有以下核心症状中的至少1项，并持续至少两周时间？

— 持续的抑郁心境
— 对活动的兴趣或愉悦感明显减少

否

是

不是抑郁症

» 转至 » OTH

来诊者是否还有以下几种其他症状，至少持续2周：

— 睡眠障碍或睡太多　　　　　　　— 犹豫不决
— 食欲或体重明显改变（减少或增加）　— 显著的烦躁或坐立不安
— 无价值感或过度内疚　　　　　　　— 说话或行动比平时缓慢
— 疲劳或精力下降　　　　　　　　　— 无望感
— 注意力下降　　　　　　　　　　　— 自杀想法或行为

不是抑郁症

» 转至 » OTH

否

是

来诊者在个人、家庭、社交、学习、工作或
其他领域的日常功能是否存在许多困难？

不是抑郁症

» 转至 » OTH

否

是

考虑抑郁症

临床提示
抑郁症患者可能有妄想或幻觉之类的精神
症状。若有，抑郁症的治疗应该随之调整。
咨询专科医生

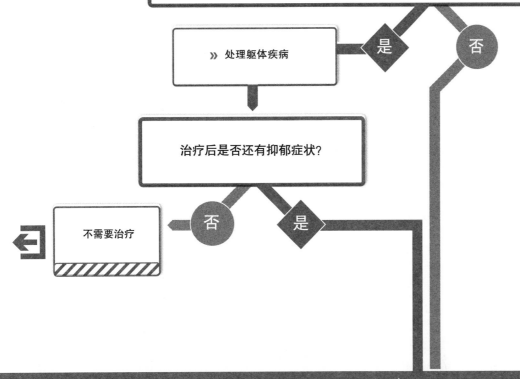

2

来诊者的症状还有其他可能的解释吗？

是否是类似抑郁症或可能加重抑郁症的躯体疾病？

是否有迹象或症状提示是贫血、营养不良、甲状腺功能减退，

或物质使用和药物副作用引起的情绪变化

（如类固醇引起的情绪变化）？

» 处理躯体疾病

是　　**否**

治疗后是否还有抑郁症状？

不需要治疗

否　**是**

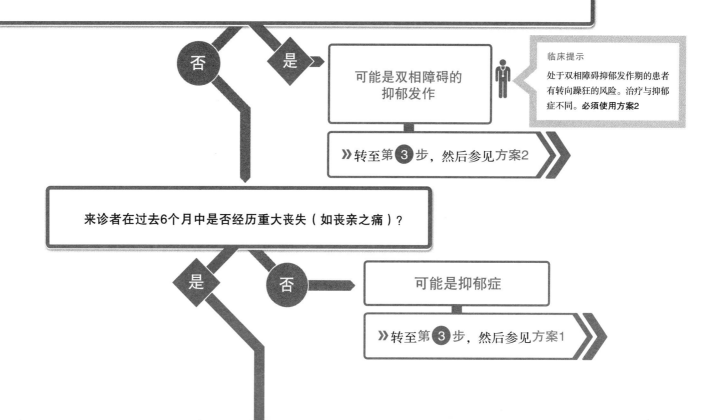

来诊者是否有躁狂史?

来诊者是否同时出现以下症状中的几种,至少持续1周,并对工作和社会活动造成显著影响,或需要住院治疗或约束?

— 情绪高涨和/或易激惹
— 对睡眠的需要减少
— 活动增加,精力充沛,健谈或语速加快
— 冲动或鲁莽行为,如过度消费,不经计划做出重大决定以及轻率的性行为

— 失去正常的社会抑制,导致不当行为
— 容易分心
— 不切实际地过度自大

否 是

可能是双相障碍的抑郁发作

临床提示
处于双相障碍抑郁发作期的患者有转向躁狂的风险。治疗与抑郁症不同。**必须使用方案2**

》转至第❸步,然后参见方案2

来诊者在过去6个月中是否经历重大丧失(如丧亲之痛)?

是 否

可能是抑郁症

》转至第❸步,然后参见方案1

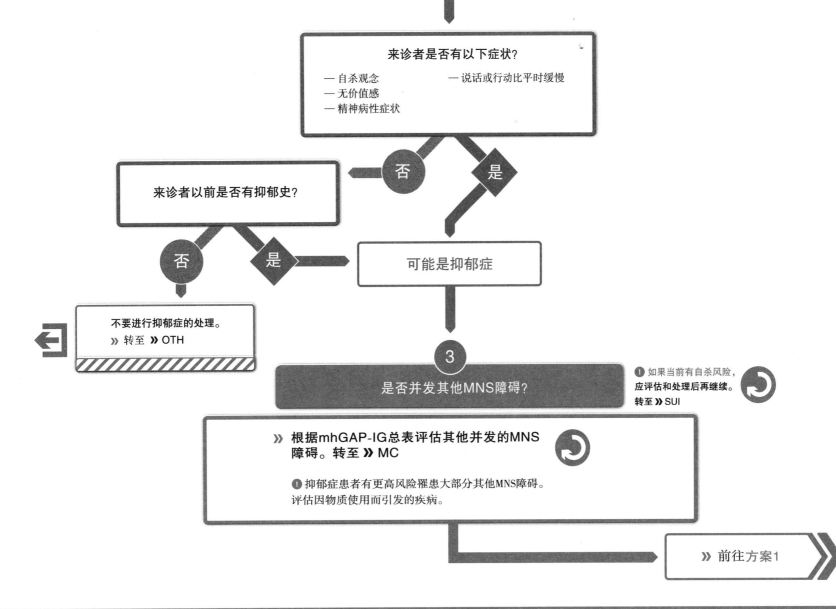

来诊者是否有以下症状?

— 自杀观念　　　　　— 说话或行动比平时缓慢
— 无价值感
— 精神病性症状

否　　是

来诊者以前是否有抑郁史?

否　　是

可能是抑郁症

不要进行抑郁症的处理。
» 转至 » OTH

3

是否并发其他MNS障碍?

❶ 如果当前有自杀风险,
应评估和处理后再继续。
转至 » SUI

» **根据mhGAP-IG总表评估其他并发的MNS**
障碍。转至 »MC

❶ 抑郁症患者有更高风险罹患大部分其他MNS障碍。
评估因物质使用而引发的疾病。

» 前往方案1

DEP 2 》处理

 特殊人群

注意这些人群的干预措施
可能有所差异

方案 **①**

抑郁症

» 为患者和他们的照料者提供心理教育
（2.1）

» 减少压力并加强社会支持（2.2）

» 促进日常活动和社区生活中的功能（2.3）

» 考虑使用抗抑郁药（2.5）

» 如果可能，考虑转诊进行下面某种短程心理
治疗：人际关系治疗（IPT），认知行为治疗
（CBT），行为激活和问题解决咨询（2.4）

» ✖ **不要**用无效的治疗来处理症状，如注射维
生素

» 提供定期随访

方案 **②**

双相障碍的抑郁

» 咨询专科医生

» 如果无法立刻获得专科医生的帮助，遵循抑郁
症的治疗方法（方案1）。但是，绝不能单独
使用抗抑郁药而没有加锂盐、卡马西平或丙戊
酸盐等心境稳定剂，因为抗抑郁药可能诱发双
相障碍患者的躁狂发作（转至 》PSY）

» 如果患者出现躁狂症状，告知患者及其照料者
立即停止服用抗抑郁药并回来寻求帮助

儿童/青少年

» 对儿童/青少年抑郁症的处理，
转至 》CMH

怀孕或哺乳期妇女

» 遵循抑郁症的治疗方法（方案1），
但尽可能避免使用抗抑郁药，尤其
是在孕早期

» 如果心理治疗没有效果，考虑谨慎
使用最低有效剂量的抗抑郁药

» 如果在哺乳期，避免使用长效药物，
如氟西汀

» 如果可能，**咨询专科医生**

心理社会干预 👥

2.1 心理教育:给来诊者和照料者的核心信息

» 抑郁症是一种很常见的疾病,可能发生在任何人身上。

» 患抑郁症并不意味着来诊者是软弱或懒惰的。

» 他人的负面态度(如"你应该更坚强","你要振作起来")可能是因为抑郁症不像骨折或伤口那样明显可见。还有一种误解,认为患抑郁症的人仅凭意志就能轻松控制症状。

» 患抑郁症的人往往对自己、对他们的生活和未来有着不切实际的负面想法。他们目前的情况可能很困难,但这是因为抑郁症会导致绝望和无价值感这样不合理的想法。一旦抑郁症得到改善,这些想法就有可能改变。

» **自伤或自杀**的想法很常见。如果他们注意到这些想法,则不应该付诸行动,而应该告诉一个值得信赖的人,并立即回来寻求帮助。

2.2 减少应激并加强社会支持

» 评估并尽力减少应激。(转至 » ECP)

» 重新激活来诊者先前的社交网。了解来诊者先前的社会活动,如果重新开始,有可能提供直接或间接的心理社会支持,如家庭聚会、拜访邻居,和社区活动等。

2.3 促进日常活动和社区生活中的功能

» 即使很困难,也要鼓励来诊者尽可能努力做到以下几点:
— 尽可能重新开始(或继续)进行以前感到愉悦的活动。
— 尽可能保持规律的睡眠和觉醒时间。
— 尽可能多做躯体活动。
— 虽然食欲有变化,也要尽可能规律进食。
— 尽可能与值得信赖的朋友和家人共度时光。
— 尽可能多参与社区和其他社交活动。

» 向来诊者和照料者解释这些活动可以改善情绪。

2.4 抑郁症的短程心理治疗

» 本指南不提供短程心理治疗的具体实施方案。世界卫生组织等机构制定了用于抑郁症的心理治疗手册。例如,《问题处理专业增强版手册》,(http://www.who.int/mental_health/emergencies/problem_management_plus/en/) 其中描述了行为激活、放松训练、问题解决治疗和加强社会支持的使用方法。此外,《抑郁症的团体人际关系疗法(IPT)手册》中描述了对抑郁症的团体治疗(http://www.who.int/mental_health/mhgap/interpersonal_therapy/en/)。 健康思维(http://www.who.int/mental_health/maternal-child/ thinking_healthy/en),描述了围产期抑郁症的认知行为治疗的使用方法。

药物干预 ⊞

2.5 考虑抗抑郁药物

» 与来诊者一起讨论并决定是否使用抗抑郁
  药。向来诊者解释：
  — 抗抑郁药不会成瘾。
  — 每天依照处方服药是非常重要的。
  — 最初几天可能会有一些不良反应，但通
    常会逐渐缓解。
  — 通常需要几周时间才会感到情绪、兴趣
    或精力有明显改善。
» 要考虑来诊者的年龄、并发躯体疾病，以及
  药物的不良反应。
» 从一种药物的最低有效剂量开始服用。
» 症状缓解后，仍需继续服用抗抑郁药，至少
  持续 9~12 个月。
» 来诊者不能因为症状有所改善就擅自停
  药。告知患者按照推荐疗程服药。

ⓘ 注意

» 如果来诊者出现躁狂发作，立即停用抗抑
  郁药；这可能会诱发未经治疗的双相障碍
  躁狂发作。
» 不要联合使用其他抗抑郁药，因为这可能
  导致五羟色胺综合征。
» 抗抑郁药可能会增加自杀观念，尤其是在
  青少年和年轻成人中。

特殊人群使用抗抑郁药

⊛ 12 岁及以上的青少年

» 当经过心理社会干预后，症状仍持续或恶
  化时，考虑氟西汀（而不是其他选择性 5–
  羟色胺再摄取抑制剂（SSRI）或三环类抗
  抑郁剂（TCA））。
» 如果处方氟西汀，前 4 周应每周回来复诊，
  监测患者的自杀想法或计划。 ⏱

ⓑ 怀孕或哺乳期妇女

» 尽可能避免使用抗抑郁药。
» 如果心理治疗没有效果，考虑使用最低有
  效剂量的抗抑郁药。
» 如果在哺乳期，避免使用长效药物，如氟西汀。
» 如果可能，咨询专科医师。 🧍

ⓝ 老年人

» 尽可能避免使用阿米替林。

ⓘ 有心血管疾病的人群

» ✖ 不可处方阿米替林。

ⓘ 有自杀想法或计划的成人

» SSRI 是首选。阿米替林这类三环类药物
  过量可能会致死，因此这类人群应避免
  使用。
» 如果患者有即刻自伤或自杀风险（转至 »
  SUI），要给他们提供有限的抗抑郁药（如每
  次配一个星期的药量）。
» 告知来诊者的照料者要持续监督服药，并
  频繁随访以避免服药过量。

表 1　抗抑郁药

药物	剂量	不良反应	禁忌证 / 注意事项
阿米替林 ［一种三环类抗抑郁剂（TCA）］	从睡前服用 50mg **开始** 每周**增加** 25~50mg，直到每天 100~150mg（最大剂量为 300mg） 注意：成人的最低有效剂量是 75mg。低剂量也可见镇静作用 **老年人 / 躯体疾病患者**：从睡前服用 25mg **开始**，直到每天 50~75mg（最大剂量为 100mg） ⚕ **儿童 / 青少年**：不可使用	**常见**：镇静作用，体位性低血压（**跌倒风险**），视力模糊，排尿困难，恶心，体重增加，性功能障碍 **严重**：心电图改变（如 QTc 间期延长），**心律失常，癫痫发作风险增加**	患有心脏病、有癫痫发作史、甲状腺功能亢进、尿潴留、闭角型青光眼及双相障碍者（可能诱发未经治疗的双相障碍患者的躁狂者）避免使用 **过量可导致癫痫发作、心律失常、低血压、昏迷或死亡** 包括奎宁在内的抗疟疾药物可能增加阿米替林的水平
氟西汀 ［一种选择性 5-羟色胺再摄取抑制剂（SSRI）］	第一周每天 10mg，之后每天 20mg。如果 6 周内没有反应，增加至 40mg（最大剂量 80mg） **老年人 / 躯体疾病患者**：优先选择 起始剂量每天 10mg，然后增加至 20mg（最大剂量 40mg） ⚕ **青少年** **起始**剂量每天 10mg，如果 6 周内没有反应，增加至每天 20mg（最大剂量 40mg）	**常见**：镇静作用，失眠，头痛，眩晕，胃肠道紊乱，食欲改变，及性功能障碍 **严重**：使用阿司匹林和其他非类固醇抗炎药的人**异常出血**，钠含量低	**有癫痫发作史的人应注意。** **药物相互作用**：避免与**华法林**联合使用（可能增加出血风险）。可能增加三环类、抗精神病药和 β-受体阻滞剂的水平 与他莫昔芬、可待因及曲马多联合使用时要注意（可能降低这些药物的效果）

DEP 3 » 随访

联系频次建议

» 下次会面安排在1周内

» 初期通过电话、家访、信件或联络卡等保持较频繁的定期随访；如，前3个月每月1次

1

评估改善程度

来诊者是否有改善？

否 | **是**

否：

» 如果还没有接受心理治疗，考虑心理治疗

» 如果正在接受心理治疗，评估目前心理治疗的参与度和体验

» 如果还没服用抗抑郁药，考虑抗抑郁药

» 如果在服用抗抑郁剂，评估：

— 来诊者是否遵医嘱服药？
如果没有，探究原因并鼓励依从服药。

— 是否有不良反应？
如果有，评估并平衡治疗的益处。
如果对抗抑郁药物**没有**不良反应，增加剂量（表1）。
1~2周内随访。

❶ **增加剂量要注意。**因为可能增加不良反应，需要对来诊者进行密切随访。

是：

» 鼓励来诊者继续现在的治疗计划，直到症状消失9~12个月

» 下一次随访安排在1~2周后

» 随着来诊者症状的改善，减少联系，如在最初3个月后每3个月随访一次

注意：随访应该持续进行，直到来诊者不再有任何抑郁症状。

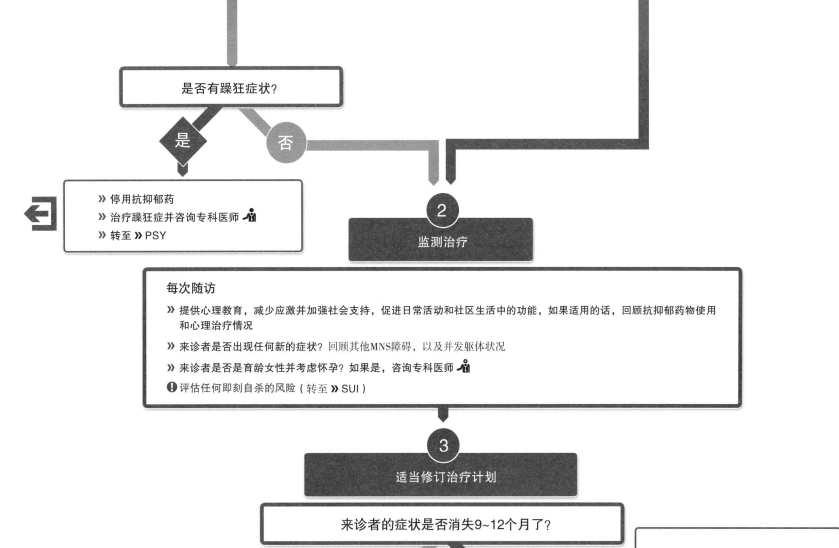

是否有躁狂症状？

是

否

» 停用抗抑郁药

» 治疗躁狂症并咨询专科医师

» 转至 » PSY

2

监测治疗

每次随访

» 提供心理教育，减少应激并加强社会支持，促进日常活动和社区生活中的功能，如果适用的话，回顾抗抑郁药物使用和心理治疗情况

» 来诊者是否出现任何新的症状？回顾其他MNS障碍，以及并发躯体状况

» 来诊者是否是育龄女性并考虑怀孕？如果是，咨询专科医师

❶ 评估任何即刻自杀的风险（转至 » SUI）

3

适当修订治疗计划

来诊者的症状是否消失9~12个月了？

否

是

» 继续药物治疗直到来诊者症状消失
9~12个月

» 与来诊者讨论停药的风险和好处

» 至少用4周时间逐渐减少药物剂量，
监测来诊者的症状复发

第四章 精　神　病

　　精神病模块涵盖了两种严重精神疾病状况的处理，精神病和双相障碍。精神病或双相障碍患者处于病耻感、被歧视以及人权受到侵犯的高风险状态。

　　精神病的特点是思想和感知的扭曲，以及情绪和行为紊乱；可能会出现不协调或不相关的言语。症状如幻觉——听到声音，或者看到不存在的东西；妄想——僵化、错误的信念；严重异常的行为——如行为紊乱、激越、兴奋，以及迟钝或多动；也可发生情感紊乱——明显的冷漠或情绪报告与观察到的情感如面部表情和肢体语言之间无关。

　　双相障碍患者的特征是患者的情绪和行为水平都明显紊乱。这种紊乱包括在一些场合情绪亢奋，能量和活动增加（躁狂），而在其他场合情绪低落和能量及活动的减低（抑郁）。一般来说，两次病情发作之间是正常的。仅仅有躁狂发作的患者也被归为双相障碍患者。

PSY » 快速概览

评估

» **探索对症状的其他解释**

— 评估医疗状况
如排除谵妄、用药和代谢异常

— 评估其他相关的MNS障碍

» **评估急性躁狂发作**

» **评估来诊者是否有精神病**

处理

» **处理方案**

1. 双相障碍——躁狂发作

2. 精神病

3. 特殊人群：孕妇或哺乳期女性、青少年和老年人

» **心理社会干预**

» **药物干预**

1. 精神病：开始抗精神病药物治疗

2. 躁狂发作：开始心境稳定剂或者抗精神病药物治疗；
避免用抗抑郁药

随访

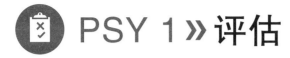

PSY 1 » 评估

精神病的常见表现

- 明显的行为改变，忽视与工作、学业、家庭或社会活动相关的正常职责

- 激越，攻击行为，活动减少或增多

- 顽固的错误信念且不被同文化背景的其他人认可

- 听到声音或看到不存在的东西

- 没有意识到自己存在精神问题

1

对这些症状还有其他的解释吗？

» 评估医疗状况
通过疾病史、临床检查或实验室结果，有没有征兆或者症状提示**谵妄**？可由于紧急躯体状况，如感染、脑疟疾、脱水、代谢异常（如低血糖或低钠血症）**或者药物不良反应**（如抗疟疾药或类固醇药物）引起

» 评估和处理紧急躯体状况，必要时转急诊或专科

是　　　　**否**

» 如果紧急处理之后症状仍存在，则转至第 2 步

» 评估痴呆、抑郁、药物/酒精中毒或戒断

是　　　**否**

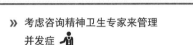

» 考虑咨询精神卫生专家来管理
　并发症 👨‍⚕️

» 管理并发症
　参考相应的模块

!

急性激越和/或攻击行为的处理

如果来诊者表现为急性激越和/或急性
攻击行为

» 在继续进行本模块前，前往"对急
　性激越和/或攻击行为者的管理"
　（表5）

2

来诊者是否有急性躁狂发作？

以下症状中的几种同时发生，持续至少1周，严重到足以明显干扰工作和社交活动或者需要限制或者住院治疗：

— 亢奋或者易激惹
— 睡眠减少
— 活动增加，感到精力充沛，言语
　增多或语速加快

— 失去正常的社会禁忌如轻率的性
　行为
— 冲动和鲁莽的行为，如过度消费、
　不经计划做重大决定

— 容易分心
— 不切实际的自高自大

否　　　**是**

临床提示：双相障碍患者一生中可能会仅仅经历躁狂
或者躁狂和抑郁并存。

» 学习如何评估和管理双相障碍的抑郁发作，
　转至 » DEP

疑似
双相障碍躁狂发作

❗ 如果当前有自杀风险，
应评估和处理后再继续。
转至 » SUI

» 前往 方案1

3

来诊者是否有精神疾病?

来诊者是否有以下至少**两种**:

— 妄想，在来诊者的文化中不被其他人认同的坚定的错误信念
— 幻觉，听到声音，或者看到不存在的东西
— 混乱的言语和/或行为，例如，语无伦次/不相干言语比如喃喃自语，自我发笑，奇异外观，自我忽视或仪表不整

否　　　　**是**

» 考虑咨询专科医师看是否有其他可能导致精神病的因素

疑似
精神病

» 前往方案2

❗ 如果当前有自杀风险，应评估和处理后再继续。
转至 » SUI

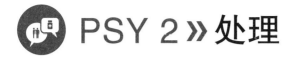 PSY 2 » 处理

方案
①

双相障碍的躁狂发作

» 为来诊者和他们的照料者提供**心理教育**（2.1）

» **药物干预**（2.6）

  ❶ **如果患者正在服用抗抑郁药——中止**

  以避免加重躁狂——**开始治疗**，使用锂盐、丙戊酸盐、卡马
  西平或者抗精神病药物。考虑短期使用（最多2~4周）苯二
  氮䓬类药物控制行为紊乱或激越

» 促进日常活动中的功能（2.3）

» 确保来诊者和其他人员的安全

» 提供定期随访

» 提供社区康复

» 减少压力并强化社会支持（2.2）

方案
②

精神病

» 为来诊者和他们的照料者提供**心理教育**（2.1）

» **开始抗精神病药物治疗**（2.5）

  从治疗范围内的最小剂量开始，然后慢慢增加到最低有效剂量，
  以减少不良反应的风险

» 促进日常活动中的功能（2.3）

» 确保来诊者和其他人员的安全

» 提供定期随访

» 提供社区康复

» 减少压力并强化社会支持（2.2）

特殊人群

注意这些人群的干预措施可能有所差异

怀孕或哺乳期妇女

» 与产科专家联系组织护理

» 如果可能，考虑咨询精神卫生专家

» 解释对母亲及婴儿造成不良后果的风险，包括产科并发症和精神病复发，尤其是在停药后

» 在合适和可能的情况下**考虑药物干预**。见下文 💊

药物干预

精神病

» 计划怀孕、怀孕期或哺乳期的精神病女性患者，应考虑低剂量氟哌啶醇或氯丙嗪口服治疗

» ❌ **不应**为孕妇处方抗胆碱类药物来处理抗精神病药物引起的椎体外系不良反应，除非紧急情况下的短期使用

» 长效抗精神病药物不应作为计划怀孕、怀孕期或者哺乳期的精神病患者的常规用药，因为这类药物在此人群中的安全性信息相对较少

双相障碍躁狂发作

» ❌ 由于存在出生缺陷的风险，在孕期和哺乳期**禁用丙戊酸盐、锂盐、卡马西平**

» 如果可以，在专业人员指导下考虑谨慎使用**低剂量的氟哌啶醇**

» 权衡对育龄期妇女用药的风险和获益

» 如果孕妇在服用心境稳定剂期间发展为急性躁狂，考虑换成低剂量的氟哌啶醇

儿童/青少年

» 考虑咨询精神卫生专家 👨‍⚕️

» 对于精神病或双相障碍的青少年，只有在专科医师指导下，**利培酮**才可以作为一种治疗选择

» 如果利培酮治疗行不通，可以在专科医师指导下使用**氟哌啶醇**或**氯丙嗪**

老年人

» 使用**较低**剂量的药物

» 预期药物间相互作用的风险会增加

❗ **注意**

抗精神病药物可能会增加有痴呆相关精神病的老人脑血管事件和死亡的风险

心理社会干预

2.1　心理教育

给来诊者和照料者的核心信息：

» 解释这些症状是由精神健康状况引起的，精神病和双相障碍也是可以治疗的，来诊者可以康复，澄清对精神病和双相障碍通常的误解。

» ⊗ 不要责备来诊者或他的家人，或指责他们是引起疾病的原因。

» 教育来诊者和家人，患者需要按照规定服药且定期回来进行随访。

» 解释症状复发和／或加重很常见，重要的是尽早识别，并尽快到医疗机构诊治。

» 安排一个固定的工作表或课程表，以避免来诊者和照料者的**睡眠不足和压力**。鼓励来诊者在做重大决策尤其是涉及金钱或重大承诺时征求他人的意见。

> **临床提示**
> **与来诊者建立融洽的关系。**
> 来诊者与卫生保健人员之间的相互信任对治疗依从性和长期疗效至关重要。

» 建议**避免酒精、大麻或其他非处方药**，因为它们可能会加重精神病或双相障碍症状。

» 建议来诊者保持健康的生活方式，如平衡饮食、体育活动、规律睡眠、良好的个人卫生，及没有应激源。压力可以加重精神病症状。注意：生活方式的改变可能需要持续很长时间，甚至无限期。要规划和进行这些改变使之可持续。

2.2　减少应激并加强社会支持

» 协调现有的卫生和社会资源来满足家庭的生理、社会和心理健康需要。

» 了解来诊者先前的社交活动；如果重新开始，可提供直接或间接的心理和社会支持，如：家庭聚会、和朋友外出、拜访邻居、工作地点的社交活动、运动、社区活动。鼓励来诊者重新开始这些社会活动，也对家庭成员做此建议。

» 鼓励来诊者和照料者改善社会支持系统。

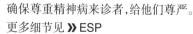

> **临床提示**
> 确保尊重精神病来诊者，给他们尊严。
> 更多细节见 **》ESP**

2.3　促进日常活动功能

» 尽可能定期参与社交、教育和职业活动。来诊者最好有工作或在做有意义的事。

» 促进参与经济活动，包括提供与文化适宜的就业支持。

» 给患者及家庭和／或其照料者提供生活技能培训和／或社会技能培训，以提高精神病和双相障碍来诊者独立生活的技能。

» 如果可行且需要，在社区内协助提供与文化及环境相宜的独立居所及有支持的住所。

2.4　对照料者的一般建议

» ⊗ 不要尝试说服来诊者他们的信念或经历是错误或不真实的。即使来诊者表现出不同寻常的行为也试着保持中立并支持。

» ⊗ 避免对精神病患者持续唠叨或严厉的批评或敌意。

» 给来诊者行动的自由，避免限制来诊者，同时确保他们和其他人的基本安全。

» 总体来说，来诊者最好和他们的家人或者社区成员生活在一个医院以外的支持性的环境中。应避免长期住院。

药物干预 💊 ❗ 对于特殊人群(孕妇或哺乳期妇女、儿童/青少年和老年人),请参阅详细建议。

2.5 精神病

» 应当常规给精神病患者提供抗精神病药物。

» **立即使用抗精神病药物。** 见表 1。

» 一次处方一种抗精神病药物。

» 从最低剂量开始,缓慢加量,以降低不良反应的风险。

» 在认定此药无效之前尝试**通常有效剂量用药至少 4~6 周。**

❗ 注意!

» 需关注的不良反应:

— **锥体外系不良反应(EPS):** 静坐不能、急性肌张力障碍、震颤、齿轮样强直、肌肉僵直和迟发性运动障碍,在有用药指征且可能的情况下用抗胆碱能药物治疗(见表 2)。

— **代谢改变:** 体重增加、血压升高、血糖和胆固醇增高。

— **心电图改变(QT 间歇延长):** 如果可能的话监测心电图。

— **神经阻滞剂恶性综合征(NMS):** 一种罕见的可能危及生命的疾病,其特点是肌肉僵直,体温升高,血压升高。

» 尽可能频繁监测最初 4~6 周的治疗,如果没有改善,见**随访**和**表 4**。

» 如果可能,监控服用抗精神病药物患者的体重、血压、空腹血糖、胆固醇和心电图(见下方注意)。

2.6 双相障碍的躁狂发作

如果患者在服用抗抑郁药

» **停用抗抑郁药物。**

以防止进一步躁狂的风险。

» **开始用锂盐、丙戊酸盐、卡马西平或者抗精神病药物治疗**(见表 3)。

锂盐: 只有当临床和实验室监测都到位的情况下,才考虑将锂盐作为双相障碍的一线治疗用药,并且只能在专科医师指导下处方。如果没有或不适合实验室检查,则不可用锂盐,可以考虑用丙戊酸盐或卡马西平。依从性不佳或者忽然停用锂盐可能会增加复发的风险。在锂盐供应不能持续的情况下不要处方锂盐。开始治疗之前,如果可能,请完成肾和甲状腺功能、血细胞计数、心电图和妊娠测试。

丙戊酸盐和卡马西平: 如果不具备临床或实验室监测锂盐的条件,或者无专科医师

指导锂盐处方,则可以考虑这些药物。

氟哌啶醇和利培酮: 只有无临床或实验室对锂盐或丙戊酸盐监测的情况下,才考虑使用氟哌啶醇和利培酮。利培酮可以作为氟哌啶醇治疗双相躁狂的一个备选,前提是确保有药,并且药价不是问题。

❗ 注意

👶 对于孕妇或者哺乳期妇女,避免使用丙戊酸盐、锂盐和卡马西平。如果可能的话,在专科医师指导下谨慎使用**低剂量的氟哌啶醇。**

» **考虑短期使用(最多 2~4 周)苯二氮䓬类治疗行为障碍或激越。**

— 有激越的躁狂患者短期使用(最多 2~4 周)的苯二氮䓬类药物如地西泮可能会有效。

— 只要症状有改善,就应该逐渐停用苯二氮䓬类药,因为可能会产生耐药性。

» 最后一次双相发作后,继续维持治疗至少 2 年。

— 锂盐或丙戊酸盐可以作为双相障碍的维持治疗药。如果这两种中的一种不可行,可以使用氟哌啶醇、氯丙嗪或者卡马西平,**在专科医师的指导下由初级保健机构提供维持治疗。**

表 1 抗精神病药物

药物	剂量	不良反应	禁忌证 / 注意事项
氟哌啶醇	开始:1.5~3mg/d 如果需要增加剂量(最多 20mg/d) 给药途径:口服或者肌注	**常见:**镇静、头晕、视力模糊、口干、尿潴留、便秘 **严重:**直立性低血压、锥体外系反应(EPS)、心电图改变(QT 间歇延长)、体重增加、溢乳、闭经、神经阻滞剂恶性综合征(NMS)	**有以下情况的患者应注意:**肾脏疾病、肝脏疾病、心脏疾病、QT 延长综合征或服用 QT - 延长药物。如果可能的话,监测心电图
利培酮	开始:1mg/d 增加剂量到 2~6mg/d(最多 10mg/d) 给药途径:口服	**常见:**镇静、头晕、心动过速 **严重:**直立性低血压、代谢问题(高血脂、胰岛素抵抗、体重增加)、锥体外系反应、催乳素升高、性功能障碍、神经阻滞剂恶性综合征	**有以下情况的患者应注意:**心脏疾病 **药物交互作用:**卡马西平可以降低利培酮水平,而氟西汀可以增加其水平
氯丙嗪	开始:25~50mg/d 增加剂量到 75~300mg/d(对严重的病例可能增加到 1 000mg/d) 给药途径:口服	**常见:**镇静、头晕、视力模糊、口干、尿潴留、便秘、心动过速 **严重:**直立性低血压、晕厥、锥体外系反应、光敏性、体重增加、溢乳、闭经、性功能障碍、阴茎异常勃起、神经阻滞剂恶性综合征、粒细胞缺乏症、黄疸	**禁忌证:**意识受损、骨髓抑制、嗜铬细胞瘤 **有以下情况的患者应注意:**呼吸系统疾病、肾脏疾病、肝脏疾病、青光眼、尿潴留、心脏疾病、长 QT 综合征或服用 QT- 延长药物。如果可能的话,监测心电图 **药物交互作用:** — 增加降血压药物的疗效 — 与肾上腺素联合使用可以降血压 — 抗疟疾药包括奎宁可能会提高其水平
氟奋乃静长效针剂	开始:12.5mg 常规剂量:每 2~4 周 12.5~50mg 给药途径:臀部肌注 🤰 怀孕 / 哺乳期妇女禁用 👶 儿童 / 青少年不可以使用	**常见:**镇静、头晕、视力模糊、口干、尿潴留、便秘、心动过速 **严重:**直立性低血压、晕厥、锥体外系反应、光敏性、体重增加、溢乳、停经、性功能障碍、阴茎异常勃起、神经阻滞剂恶性综合征、粒细胞缺乏症、黄疸	**禁忌证:**意识受损、帕金森症 **有以下情况的患者应注意:**心脏病、肾病、肝病,老年人慎用 **药物交互作用:** — 增加降血压药物的疗效 — 与肾上腺素联合使用可以降血压

表 2　抗胆碱能药物

（用于治疗锥体外系不良反应）🤰 如果可能,避免用于孕期及哺乳期妇女

药物	剂量	不良反应	禁忌证 / 注意事项
比哌立登	开始:1mg 一天两次 增加到 3~12mg/d 给药途径:口服或静脉注射	常见:镇静、意识模糊和记忆受损(特别是老年人)、心动过速、口干、尿潴留和便秘	有以下情况的患者应注意:心脏、肝脏或肾脏疾病
三己芬迪 (苯海索)	开始:1mg/d 增加到 4~12mg/d 分成 3~4 个剂量(最多每天 20mg) 给药途径:口服	罕见:闭角型青光眼、重症肌无力及胃肠道梗阻	药物交互作用:与其他抗胆碱能药物联合使用时需谨慎

表 3　心境稳定剂　🤰 如果可能,避免用于孕期及哺乳期妇女

药物	剂量	不良反应	禁忌证 / 注意事项
锂盐 ❗ 在有临床和实验室监测的情况下使用	开始:300mg/d。每 7 天渐增剂量直到达到目标血药浓度(最多 600~1 200mg/d)。每 2~3 个月监测一次 给药途径:口服 目标血药浓度:0.6~1.0mEq/L。 — 急性躁狂发作:0.8~1.0mEq /L — 维持治疗:0.6~0.8mEq /L 需要服用 6 个月以确定维持治疗的全面效果	常见:镇静、认知问题、震颤、协调性受损、低血压、白细胞增多、多尿症、多饮、恶心、腹泻、体重增加、脱发、皮疹 严重:尿崩症、甲状腺功能减退、心电图改变(心律失常,病态窦房结综合征、t 波改变)	有以下情况的患者禁忌:严重的心脏或肾脏疾病。脱水会增加锂的含量 药物交互作用:非甾体抗炎药(NSAIDs)、血管紧张素 - 转化酶抑制剂(ACE 抑制剂)、噻嗪类利尿剂、甲硝唑、四环素可以提高锂的水平 锂中毒可引起癫痫、谵妄、昏迷和死亡
丙戊酸钠	开始:500mg/d 逐渐增加到 1 000~2 000mg/d(最高剂量每天 60mg/kg) 给药途径:口服 🅗🅘🅥 考虑到药物交互作用,是 HIV 感染 / 艾滋病患者的较好选择	常见:镇静、头痛、震颤、共济失调、恶心、呕吐、腹泻、体重增加、暂时性脱发 严重:肝功能受损、血小板减少、白细胞减少、困倦 / 困惑、肝功能衰竭、出血性胰腺炎	有以下情况的患者注意:潜在或可能的肝脏疾病。如果可能的话,监测肝功能和血小板 药物交互作用: 卡马西平降低丙戊酸钠水平,阿司匹林增加丙戊酸钠水平

续表

药物	剂量	不良反应	禁忌证 / 注意事项
卡马西平	**开始**:200mg/d。 200mg/ 周增加到 400~600mg/d,分两次服用(最高剂量 1 200mg/d) **给药途径**:口服 **注意**:因为药物自身代谢的诱导,2 周后可能需要调整剂量	**常见**:镇静、混乱、眩晕、共济失调、复视、恶心、腹泻、良性白细胞减少 **严重**:肝毒性、心脏传导延迟、低钠水平、严重皮疹	**有以下情况的患者禁忌**:血液疾病史,肾脏、肝脏或心脏疾病 **药物交互作用**: — 可降低激素避孕、免疫抑制剂、抗癫痫药、抗精神病药、美沙酮和一些抗逆转录病毒药物的效果 — 某些抗真菌药物和抗生素可以增加其水平

表 4　基于临床实际 / 表现对依从性、不良反应和药物剂量的综述

临床表现	操作
患者对抗精神病药物不耐受,如:患者有锥体外系反应(EPS)或其他严重不良反应	» 减少抗精神病药物剂量 » 如果不良反应持续,考虑换用其他抗精神病药物 » 如果这些策略失败或症状严重,可以考虑在短期内添加抗胆碱能药物治疗锥体外系反应(表2)
治疗依从性差	» 和患者及照料者讨论依从性差的原因 » 并提供药物重要性的信息 » 在讨论口服与长效制剂可能产生的不良反应比较后,考虑选择抗精神病药长效针剂的可能性
尽管坚持服药,依然治疗反应不佳(即症状持续或者恶化)	» 确保患者接受的是有效剂量的药物治疗。如果剂量太低,则逐渐增加到最低有效剂量以降低不良反应的风险 » 询问有关酒精或物质的使用,并采取措施减少使用。转至 »SUB » 询问最近可能导致临床情况恶化的压力事件,并采取措施减轻压力 » 回顾症状,排除身体和 / 或其他重大 MNS 障碍。转至 »PSY1,见第 1 步 » 如果药价和可及性不是问题,可考虑利培酮作为氟哌啶醇或氯丙嗪的替代品 » 如果患者对一种以上足量足疗程的单一用药无应答,然后可以考虑抗精神病药物联合使用;最好在专科医师的指导下,并有密切的临床监测 » 考虑向专科医师咨询对这些足量足疗程抗精神病药物治疗没有应答的患者使用氯氮平。由于有危及生命的粒细胞缺乏症的风险,只有在专科医师的指导下和常规实验室监测可行的情况下才可以使用氯氮平

表 5　对有激越和 / 或攻击行为者的管理

评估

- » 尝试与来诊者交流
- » 评估内在病因
  - — **检查血糖**,如果低,给予葡萄糖
  - — **检查生命体征**,包括体温和氧饱和度。如需要,给氧
  - — 排除谵妄和医学原因
    包括中毒
  - — 排除药物和酒精使用
    特别要考虑**兴奋剂中毒**和 / 或**酒精 / 镇静药物戒断反应**。转至 **» SUB**
  - — 排除双相障碍躁狂发作所致激越。转至评估,**» PSY1**

沟通

- » 安全第一
- » 保持冷静,鼓励患者谈论他的担忧
- » 使用平静的语气,如果可能的话尝试解决他的担忧
- » 专注地倾听,花时间在来诊者身上
- » 永远不要嘲笑对方
- » 不要咄咄逼人
- » 尝试找出问题的来源和解决方案
- » 让照料者和其他工作人员参与进来
- » 移除可能触发来诊者攻击行为的任何人
- » 如果排除了所有可能性,患者仍有攻击行为,那可能就需要使用药物(如果可行)以防受伤

镇静和使用药物

- » 为防止受伤可适当使用镇静药物
- » 由于精神病或躁狂引起的激越,考虑使用氟哌啶醇 2mg 口服 / 肌注。每小时最多 5 剂(最多 10mg)
  注意:高剂量的氟哌啶醇可引起肌张力障碍。使用比哌立登治疗急性反应
- » 因物质摄入而引起的激越,如酒精 / 镇静剂戒断或兴奋剂中毒,可使用安定 10~20mg 口服;在需要的情况下重复使用。**转至 » SUB**
  极端暴力情况
  - — 向警察或工作人员求助
  - — 氟哌啶醇 5mg 肌注,如果需要在 15~30 分钟后重复(最多 15mg)
  - — 咨询专科医师
- » **如果来诊者仍然激越**,复查氧饱和度、生命体征和血糖。考虑疼痛情况。转诊至医院
- » **一旦激越减轻,参阅主表(MC)并选择相关的模块进行评估**
- ❗ **特殊人群:**
  向专科医师寻求治疗方案

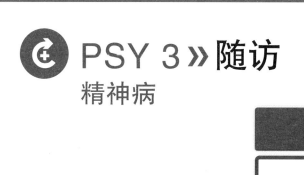

PSY 3 » 随访
精神病

1

评估改善程度

来诊者是否有改善？

是　　否

继续治疗计划
» 一旦症状消退减少随访的频率
» 按需随访

跳至第 **二** 步

来诊者是否服用药物？

是　　否

» **确保来诊者维持有效剂量至少4~6周**
» 保持高频联系直到症状开始对治疗有应答
» 在改变治疗计划和做决定时让患者和照料者参与

» **开始抗精神病药物治疗** ➕
（转至表1）
» 保持高频率的联系，直到症状开始对治疗有应答
» 在改变治疗计划和做决定时让患者和照料者参与

联系频次建议
» 最初的随访应尽可能频繁，甚至是每天，直到急性症状对治疗有应答
» 定期随访是必要的。一旦症状对治疗有应答，建议每月到每季度随访一次（根据临床需要和可行性因素如人员、和诊所的距离等）

2

定期监测治疗

- » 评估社会心理干预
- » 如果在用药，则评估**依从性、不良反应和剂量**（表4）
- » 检查体重、血压、血糖
- » 如果来诊者开始使用任何有潜在药物交互作用的其他药物，则考虑评估药物剂量
- » 询问症状的发生、之前的发作、之前及目前治疗的细节

3

中止药物

首发、复发或者精神病症状恶化的患者	精神病症状持续3个月以上的患者
» **症状缓解12个月后**考虑中止药物	» **如果患者症状完全缓解已数年**，考虑中止药物

- » 与来诊者和家人讨论复发风险与长期用药的不良反应之间的利弊
- » 如果可能，咨询专科医师 🧍
- » 缓慢地逐渐减少药量。当撤药时，来诊者和家庭成员需要知道什么是复发的早期症状。建议进行密切的临床监测

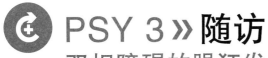 **PSY 3 » 随访**
双相障碍的躁狂发作

1 评估改善程度

来诊者是否有改善?

是

» 症状消退之前按需随访
» 持续药物维持治疗至少2年

跳至第 **二** 步

否

来诊者是否服用药物?

是

» 检查剂量和不良反应。转至表1或表3
» 确保来诊者已在服用典型药物有效剂量**至少4~6周**
» 如果服用典型药物有效剂量4~6周没有改善，则考虑换药
（见表3）
» 如果对药物应答依然很差，则咨询专科医师

否

» 如果合适，开始药物治疗

» 评估社会心理干预
» 评估医疗问题

临床提示
如果切换到另一种药物，首先开始第二种药物的治疗，然后两种药物并用治疗2周，再逐渐减少第一种药物的量

联系频次建议
» 对急性躁狂发作者：最初的随访应尽可能频繁，甚至是每天，直到急性症状对治疗有应答。一旦症状有应答，建议每月到每季度随访一次
» 对于目前非躁狂或抑郁状态者，至少每3个月随访一次。需要时考虑提高随访频率。密切监测复发

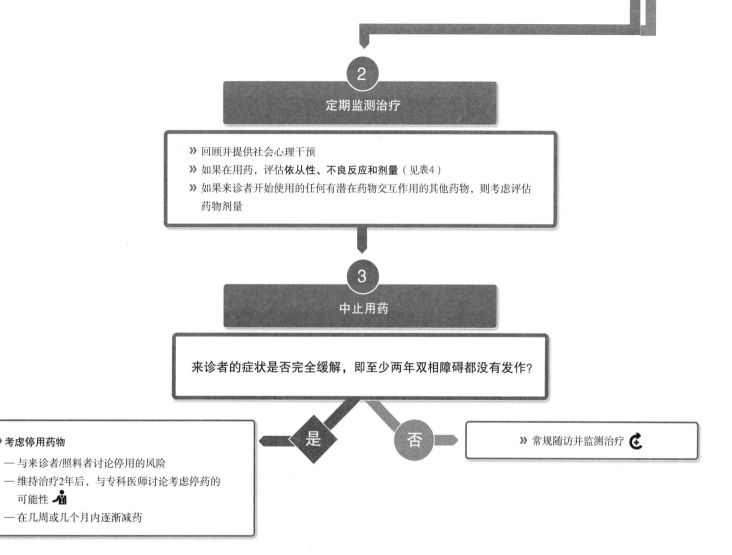

2

定期监测治疗

» 回顾并提供社会心理干预
» 如果在用药，评估**依从性、不良反应和剂量**（见表4）
» 如果来诊者开始使用的任何有潜在药物交互作用的其他药物，则考虑评估
  药物剂量

3

中止用药

来诊者的症状是否完全缓解，即至少两年双相障碍都没有发作？

是

否

» **考虑停用药物**

  — 与来诊者/照料者讨论停用的风险
  — 维持治疗2年后，与专科医师讨论考虑停药的
    可能性
  — 在几周或几个月内逐渐减药

» 常规随访并监测治疗

第五章　癫　　痫

癫痫是一种慢性非传染性脑病,特点是反复的无诱因下痫性发作。癫痫是最常见的神经系统疾病之一,经过恰当的治疗,大多数人都可以得到很好的控制。

癫痫有很多发病因素:可能是先天的,也可能发生在有产伤、脑损伤(包括头外伤和卒中)或脑部感染既往史者。某些患者可能没有可识别的具体原因。

癫痫发作是由大脑异常放电引起的,有两种形式:痉挛性和非痉挛性。非痉挛性癫痫的特征包括精神状态的改变;而痉挛性癫痫有诸如突发的异常运动,包括强直和身体抽动的特点。痉挛性癫痫患者有更强烈的病耻感、更高的发病率和死亡率。此模块仅涉及痉挛性癫痫。

EPI » 快速概览

急性痫样发作/痉挛发作需要
紧急治疗和处理

评估

>> 紧急：
　急性痉挛的评估和管理

>> 评估来诊者是否存在痉挛发作

>> 评估急性病因
　（如，神经系统感染，外伤等）

>> 评估来诊者是否有癫痫或其他潜在病因
　（通过病史或检查）

>> 评估来诊者是否有并发的需优先考虑的精
　神、神经及物质使用障碍（MNS）

处理

>> 处理方案和特殊人群

　1. 癫痫

　2. 特殊人群（育龄期妇女，儿童/青少年，HIV感染者）

>> 👥 心理社会干预

>> 💊 药物干预

随访

❗ EPI ≫ 紧急情况

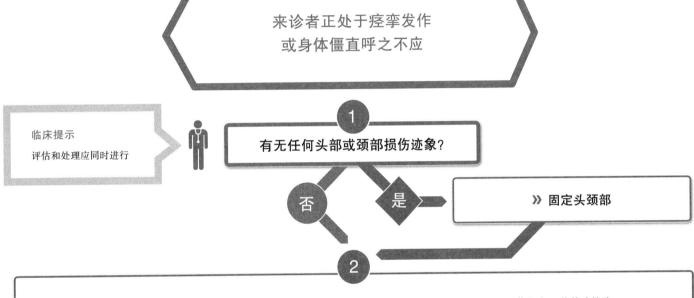

来诊者正处于痉挛发作
或身体僵直呼之不应

临床提示
评估和处理应同时进行

1 有无任何头部或颈部损伤迹象？

否　　是 ≫ 固定头颈部

2

≫ **检查气道、呼吸和血液循环（ABCs）**
　确保患者气道没有异物，呼吸顺畅，并有稳定的脉搏
≫ **测量血压、体温和呼吸频率**
≫ **如果可能的话，记录痉挛持续时间**
≫ **确保来诊者处于安全的地方，如果可能的话使来诊者侧卧有助于呼吸；松开领带或其他任何颈部衣物，摘掉眼镜，头下垫软物（如果有）**

≫ **建立静脉通路以便使用药物/如可能静脉补液**
≫ ⊗ **不要留下来诊者单独一人**
≫ ⊗ **不要把任何东西放入口中**
≫ **可疑头部外伤、神经系统感染（发热）或局灶性损害的来诊者要紧急转送至医院 ✚**

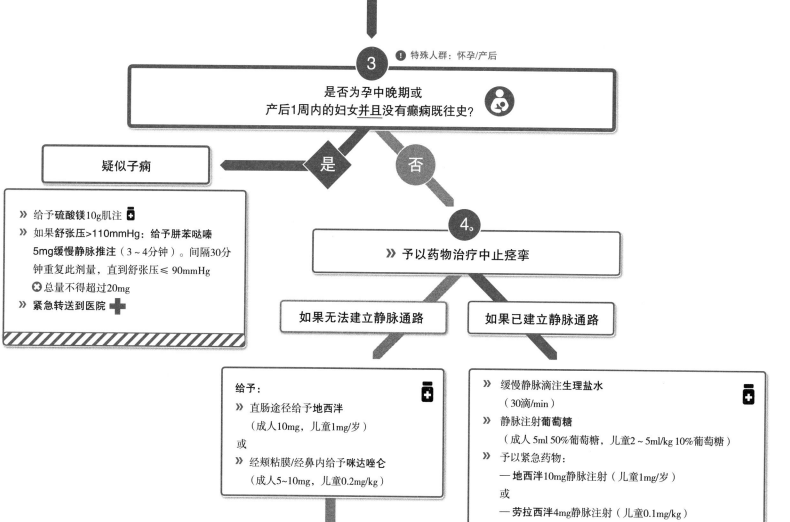

3 ❶ 特殊人群：怀孕/产后

是否为孕中晚期或
产后1周内的妇女并且没有癫痫既往史？

是 ← 疑似子痫

» 给予**硫酸镁**10g肌注
» 如果**舒张压**>110mmHg：给予**肼苯哒嗪**
　5mg缓慢静脉推注（3～4分钟）。间隔30分
　钟重复此剂量，直到舒张压≤90mmHg
　❌ 总量不得超过20mg
» **紧急转送到医院** ✚

否

4。

» **予以药物治疗中止痉挛**

如果无法建立静脉通路　　　　**如果已建立静脉通路**

给予：
» 直肠途径给予**地西泮**
　（成人10mg，儿童1mg/岁）
或
» 经颊粘膜/经鼻内给予**咪达唑仑**
　（成人5~10mg，儿童0.2mg/kg）

» 缓慢静脉滴注**生理盐水**
　（30滴/min）
» 静脉注射**葡萄糖**
　（成人5ml 50%葡萄糖，儿童2～5ml/kg 10%葡萄糖）
» 予以紧急药物：
　—**地西泮**10mg静脉注射（儿童1mg/岁）
或
　—**劳拉西泮**4mg静脉注射（儿童0.1mg/kg）

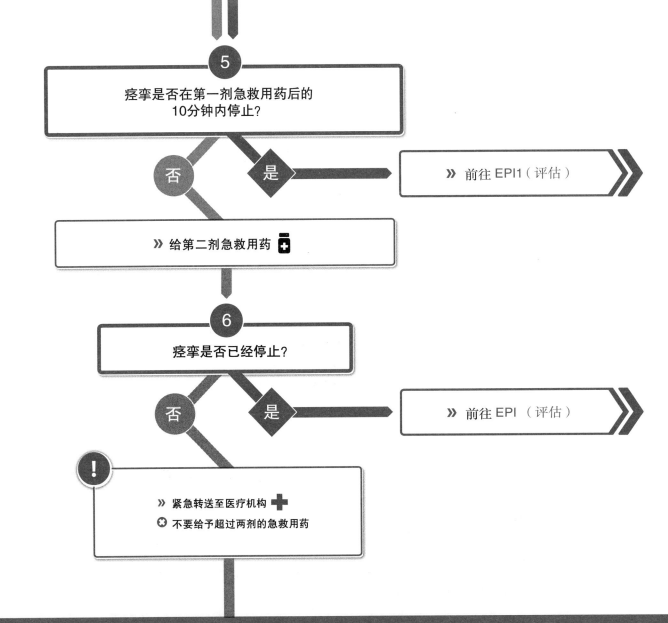

5

痉挛是否在第一剂急救用药后的
10分钟内停止?

否　是 　》 前往 EPI1（评估）

》 给第二剂急救用药

6

痉挛是否已经停止?

否　是 　》 前往 EPI （评估）

!
》 紧急转送至医疗机构
✖ 不要给予超过两剂的急救用药

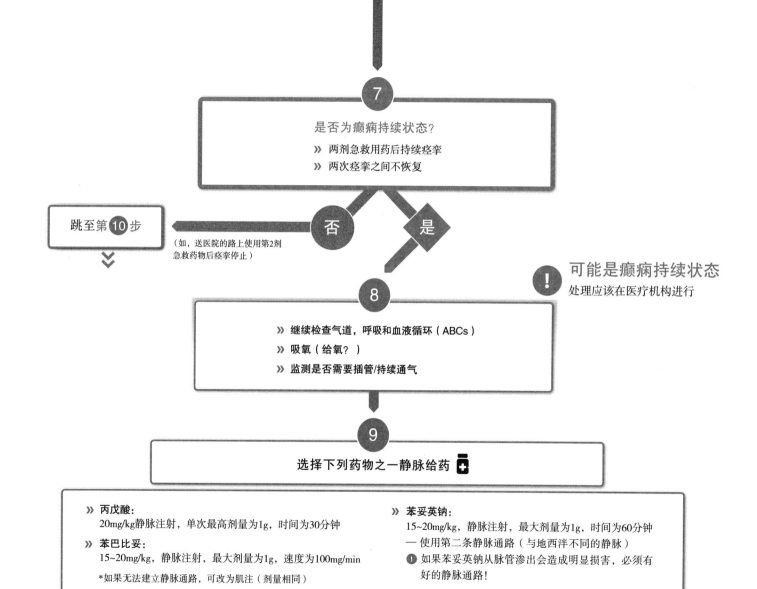

7

是否为癫痫持续状态?

» 两剂急救用药后持续痉挛

» 两次痉挛之间不恢复

否 **是**

跳至第**10**步

（如，送医院的路上使用第2剂
急救药物后痉挛停止）

! **可能是癫痫持续状态**
处理应该在医疗机构进行

8

» 继续检查气道，呼吸和血液循环（ABCs）

» 吸氧（给氧?）

» 监测是否需要插管/持续通气

9

选择下列药物之一静脉给药

» **丙戊酸:**
  20mg/kg静脉注射，单次最高剂量为1g，时间为30分钟

» **苯巴比妥:**
  15~20mg/kg，静脉注射，最大剂量为1g，速度为100mg/min

  *如果无法建立静脉通路，可改为肌注（剂量相同）

» **苯妥英钠:**
  15~20mg/kg，静脉注射，最大剂量为1g，时间为60分钟
  — 使用第二条静脉通路（与地西泮不同的静脉）

  ! 如果苯妥英钠从脉管渗出会造成明显损害，必须有
  好的静脉通路!

痉挛是否已经停止？

否 → 是

使用其余药物之一（如果有的话）或额外给予 10mg/kg苯妥英钠（给药时间为30分钟）

监测呼吸抑制，低血压，心律失常

10

评估（并酌情处理）痉挛的潜在因素：

— 神经系统感染（发烧、颈项强直、头痛、意识模糊）

— 物质滥用（酒精戒断或吸毒）

— 创伤

— 代谢异常（高钠血症或低血糖）

— 卒中（局灶损伤）

— 肿瘤（局灶损伤）

— 已知癫痫（既往痫样发作）

痉挛是否已经停止？

否 → 是 → **前往 EPI1（评估）**

转诊至专科医师处进一步确诊

EPI 1 » 评估

临床提示

初始评估时和治疗失败情况下就要考虑到昏厥和假性癫痫发作

» 昏厥（晕倒）常合并有潮红、出汗、面色苍白以及偶尔有发作前黑矇。发作末期可能有轻微摇晃

» 典型的假性癫痫与压力触发有关。发作时间长，包括非节律性身体抽搐，眼睛可能闭上，并且骨盆摆动很常见。发作结束后一般迅速恢复到发作前状态。如果怀疑假性癫痫，转至 » OTH

癫痫的常见表现

- 抽搐动作或阵发/痫样发作

  痉挛期间：

  — 意识丧失或意识障碍

  — 僵硬，强直

  — 舌咬伤，受伤，大小便失禁

- 痉挛后：疲乏、困倦，嗜睡，意识模糊，行为异常，头痛，肌肉痛，或身体一侧无力

1

来诊者是否存在痉挛性发作?

来诊者痉挛发作持续时间是否超过1~2分钟?

否

是

不像痉挛性发作

» 再次发作时咨询专科医师

» 3个月内随访

患者在发作过程中是否存在至少2种下列症状?

— 意识丧失或意识障碍

— 僵硬、强直

— 舌咬伤或擦伤，肢体受伤

— 大小便失禁

— 痉挛发作之后：疲乏、困倦、嗜睡、意识模糊、行为异常、头痛、肌肉痛、或一侧身体无力

否 →

不像痉挛性发作

» 再次发作时咨询专科医师 👨‍⚕️

» 3个月内随访 🕐

是 → 疑似痉挛发作

2

是否有急性病因?

是否有神经系统感染或其他可能导致痉挛的原因?

» 检查下列体征和症状：

— 发热

— 头痛

— 意识模糊

— 脑膜刺激征（如颈项强直）

— 颅脑损伤

— 代谢异常（如低血糖/低钠血症）

— 酒精或药物中毒或戒断反应

是 ←   **否** → 疑似癫痫

是否为6月龄至6岁的
儿童并伴发热？

痉挛是否为：

— 局灶性的：由身体某部位开始

— 持久的：持续超过15分钟

— 重复的：在目前病程中发作不止1次

否   是

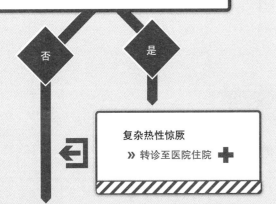

复杂热性惊厥

» 转诊至医院住院 ✚

单纯热性惊厥

» 寻找病因（当地儿童疾病整合管理指南
（IMCI））

» 观察超过24小时

» 无需抗癫痫治疗

» 评估与治疗医疗状况

» 如果可能有颅脑损伤、脑
膜炎、代谢异常，则转诊
至医院 ✚

✖ 不需要抗癫痫药物

» 3个月内随访以评估癫痫的
可能 ↻

跳至第三步

3

患者是否有癫痫？

患者在过去1年中是否在2个不同的日子有过至少2次病样发作？

临床提示
» 询问：
— 多久发作一次？
— 过去一年有多少次发作？
— 上一次发作是什么时候？

否

是

不符合癫痫标准
» 无需用抗癫痫药物维持治疗
» 3个月内随访 ↻，评估癫痫的可能性

可能是癫痫

临床提示
体格检查需要包括神经系统检查并且评估是否有局灶性损害：如，任何肌力或反射的不对称

评估潜在病因。做体格检查

» 有无以下情况？
— 出生时窒息或创伤史   — 脑部感染
— 头部外伤   — 病样发作家族史

否

是

» 咨询专科医师进一步评估病因

4

是否有并发的MNS障碍?

» 根据mhGAP-IG总表（MC）评估其他并发的MNS症状

❗ 请注意癫痫来诊者有抑郁和物质使用所致障碍的高风险。儿童和青少年可能
会有相关精神和行为障碍。物质使用障碍

» 前往方案1

❗ 如有即刻自杀风险，在继
续本方案前先评估和处理。
转至 » SUI

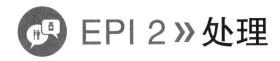 EPI 2 » 处理

方案

1

» 为来诊者和他们的照料者提供**心理教育**（2.1）
» 开始**抗癫痫药物**治疗（2.3）
» 促进日常活动功能（2.2）

特殊人群

注意**癫痫**的干预因人而异

育龄期妇女
考虑：抗癫痫药对胎儿/子女的风险

» **所有育龄妇女**建议服用叶酸（5mg/d）预防神经管缺陷
» 避免服用丙戊酸钠
» ❗ 注意 **如果怀孕：**
　— 避免多药联合治疗（多药联合增加孕期畸胎风险）
　— 孕期如果停药应逐渐减量
　— 建议在医院分娩
　— 在分娩时，给予新生儿肌注1mg维生素K，以防止新生儿出血性疾病
» **如果在哺乳期，**优先选择卡马西平

儿童/青少年
考虑：抗癫痫药物对发育和/或行为的影响

» 处理存在**发育障碍**的来诊者。转至 **» CMH**
» 如果可能，存在行为障碍的儿童避免使用苯巴比妥。处理相关障碍。转至 **» CMH**

HIV感染者
考虑：抗癫痫药物和抗逆转录病毒药物的相互作用

» 如有条件，请查阅来诊者抗逆转录病毒治疗方案和抗癫痫药物的特定药物相互作用
» **丙戊酸钠**是首选，由于有较少的药物相互作用
» ✖ 尽可能避免苯妥英钠、卡马西平

心理社会干预 👥

2.1 心理教育

提供信息:"什么是痉挛 / 癫痫"以及药物的重要性。

» "痉挛是由大脑过度电活动引起的,而不是由巫术或邪灵引起的。"

» "癫痫是反复痉挛发作。"

» "这是一种慢性病,**但如果你按照规定服药,大多数人的癫痫可以完全控制。**"

» 来诊者可能需要一些人在痉挛时帮助他们。与来诊者讨论这件事。

» 请来诊者告诉你他们是否正在接受传统或宗教治疗,对此表示尊重,但要强调去医疗机构的必要性。来诊者还应了解,药品和草药制品有时可能有不良的相互作用,因此医务人员必须了解所有他们服用的东西。

临床提示

» 痫样发作持续超过 5 分钟是医疗紧急事件——应该紧急求助

» 大多数癫痫来诊者配合治疗后都可以正常生活

提供信息:照料者在家中如何处理痉挛发作。

» 让来诊者侧身躺下,使他们的头转向一侧以帮助呼吸。

❌ **不要尝试束缚来诊者或将任何东西放入他们口中。**

» 确保来诊者呼吸顺畅。

» 陪同来诊者,直到痉挛结束,他们醒来。

» 有时癫痫来诊者知道痉挛将至。当他们有这种感觉时,应该在安全的地方躺下来。

» 癫痫是不会传染的,所以没有人会因为帮助正在痉挛发作的人而患病。

提供信息:何时需要医疗救助 ❗

» 当癫痫发作出现呼吸困难时,来诊者需要紧急医疗救助。

» 当癫痫来诊者在非医疗场所痉挛发作持续超过 5 分钟时,他们需要被送至医院。

» 如果癫痫来诊者痉挛发作后没有醒来,他们需要被送至医院。

2.2 促进日常活动和社区生活功能

» 促进日常活动和社区生活功能的干预措施,**参考必要的服务和实践(ECP)**。

» **此外,告知照料者和癫痫来诊者:**

— 癫痫来诊者可以过正常的生活。他们可以结婚生子。

— 父母不应让有癫痫的孩子从学校退学。

— 癫痫来诊者可以胜任大多数工作。然而,他们应该避开对自己或他人可能造成伤害的高风险工作(如使用重型机器)。

— 癫痫来诊者应避免使用明火做饭和单独游泳。

— 癫痫来诊者应避免:过度饮酒、休闲物质使用、睡眠过少、或到有闪光灯的地方去。

— 应遵守当地癫痫相关交通法规。

— 癫痫来诊者可能可以获得伤残津贴。

— 社区项目可以为癫痫来诊者提供寻工支持,并为来诊者和家人提供支持。

药物干预 🔲

2.3 开始抗癫痫药物治疗

» 选择一种可以持续获得的药物。
» ❗ 如果是特殊人群(儿童,育龄期妇女,HIV 感染者),请参阅本模块的相关部分。
» 开始时只使用单药最低剂量。
» 缓慢加量直至痉挛得到控制。
» 如果可能的话,考虑监测血常规、血生化和肝功能。

❗ 注意!
» 检查**药物相互作用**。当同时使用时,一种抗癫痫药可能会增加或降低其他抗癫痫药的药效。抗癫痫药可能也会降低激素型避孕药、免疫抑制剂、抗精神病药、美沙酮以及一些抗逆转录病毒药物的药效。
» 虽然罕见,但抗癫痫药可能会导致严重的骨髓抑制、超敏反应包括史 - 约(Stevens-Johnson)综合征、新生儿维生素 D 代谢异常以及维生素 K 缺乏相关出血性疾病。

» ❌ 如果可能,孕妇应避免使用丙戊酸钠以**防子代神经管缺陷**。
» 所有抗痉挛药物都应缓慢减量,突然停药会导致癫痫复发。

表 1　抗癫痫药物

药物	口服剂量		不良反应	禁忌证注意事项
卡马西平	**成人:** 起始 100~200mg/d,分 2~3 次服用 每周增加 200mg(最高剂量 1 400mg/d) **儿童:** 起始 5mg/(kg·d),分 2~3 次服用。每周增加 5mg/(kg·d) [最高剂量 40mg/(kg·d)或者 1 400mg/d] 👶 **孕妇或哺乳期妇女:**谨慎使用		**常见:**镇静,意识模糊,眩晕,共济失调,复视,恶心,腹泻,良性白细胞减少症 **严重:**肝毒性,心脏传导阻滞,低钠血症	有血液系统、心、肝、肾疾病史患者慎用 2 周后根据个人代谢情况调整剂量

药物	口服剂量	不良反应	禁忌证注意事项
苯巴比妥	**成人：** **起始** 60mg/d，分 1~2 次服用 每周增加 2.5~5mg（最高剂量 180mg/d） **儿童：** **起始** 2~3mg/(kg·d)，分 2 次服用。 根据耐受性每周增加 1~2mg/(kg·d)（**最高剂量** 6mg/d）	**常见：**镇静，儿童多动症，共济失调，眼球震颤，性功能障碍，抑郁症 **严重：**肝损（超敏反应），骨密度降低	急性间歇性卟啉病患者禁用 肾脏或肝脏疾病患者使用低剂量
苯妥英钠	**成人：** **起始** 150~200mg/d，分 2 次服用。 每 3 天 4 周增加 50mg（最高剂量 400mg/d） **儿童：** **起始** 3~4mg(kg·d)，分 2 次服用。每 3~4 周增加 5mg/(kg·d)（最高剂量 300mg/d） 🤰 **孕妇或哺乳期妇女：**避免使用。 👴 **老年人：**使用较低剂量	**常见：**镇静，意识模糊，眩晕，震颤，运动性抽搐，共济失调，复视，眼球震颤，口齿不清，恶心，呕吐，便秘 **严重：**血液系统异常，肝炎，多神经病变，牙龈增生，痤疮，淋巴结病，自杀观念更强	肾脏或肝脏疾病患者使用低剂量
丙戊酸钠	**成人：** **起始** 400mg/d，分 2 次服用 每周增加 500mg（最高剂量 3 000mg/d） **儿童：** **起始** 15~20mg/(kg·d)，分 2~3 次服用。每周增加 15mg/(kg·d)〔最高剂量 15~40mg/(kg·d)〕 🤰 **孕妇：**避免使用 👴 **老年人：**使用较低剂量	**常见：**镇静，头痛，震颤，共济失调，恶心，呕吐，腹泻，体重增加，暂时性脱发 **严重：**肝损，血小板减少，白细胞减少，嗜睡/意识模糊（丙戊酸诱导高氨血症性脑病，是一种中毒提示毒性提示），肝衰竭，出血性胰腺炎	如果有潜在的或怀疑肝脏疾病则谨慎使用 药物相互作用：卡马西平降低丙戊酸浓度，阿司匹林增加丙戊酸浓度

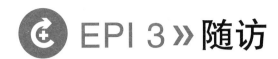 EPI 3 》随访

1

回顾目前情况

联系频次建议
》 应每3~6个月随访一次

来诊者痫样发作频率是否已减少50%以上?

否　　是

如果在当前剂量下来诊者没有改善

》 回顾药物依从性

》 若无不良反应，考虑按需增加用药剂量至最大剂量

》 如果效果仍然不佳

　— 考虑换药。在缓慢停止前药之前，新的药物应达到
　　最佳剂量

》 如果效果仍然不佳

　— 回顾诊断

　— **转诊给专家**

》 更频繁随访

临床提示

》 **不良反应**（如昏昏欲睡、眼球震颤、复视、共济失调）是由于
来诊者用药剂量太高

》 **如果有特殊反应**（过敏反应，骨髓抑制，肝衰竭），换抗癫痫
药物

第五章　癫　痫　　　　　67

2

监测治疗

每次联系时

» 评估药物副作用,包括不良反应和特殊反应(通过临床和相应的实验室检查,如果有实验室检查的话)

» 提供心理教育,回顾心理社会干预 👫

» 来诊者是否是育龄期和备孕妇女?如果是,请咨询专家 🧑‍⚕️

» 来诊者是否有任何需要关注的新症状?
回顾与癫痫共病率高的抑郁症和焦虑症的新症状

» 来诊者是否服用任何可能会产生药物相互作用的新药?(许多抗痉挛药物与其他药物相互作用)。如果是,请咨询专家 🧑‍⚕️

3

在适当的时候考虑停药

来诊者是否多年没有痉挛发作了?

否 **是**

如果药物没有问题

» **继续目前剂量。**正确的抗癫痫药物剂量是可控制痫样发作而使不良反应最小化的最低剂量

» 继续密切随访,并评估2年没有癫痫发作时停药的可能性

» 与来诊者/照料者探讨痫样发作的风险
(如果癫痫是由于颅脑损伤、卒中或神经系统感染所致,停药后有较高的癫痫复发的风险),以及停药的利与弊

» 如果达成一致,在2个月的时间里逐渐减少剂量,密切监测癫痫复发 🔄

第六章　儿童与青少年的精神行为障碍

　　本模块涵盖了对儿童与青少年阶段发育障碍、行为障碍以及情感障碍的评估与处理。

　　发育障碍是一组疾病的总称，包括智力残疾和孤独症谱系障碍。此类疾病常首发于儿童期，患者中枢神经系统功能的成熟受到损害或延迟；病程持续稳定而不是像其他许多精神障碍那样有好转有复发的特征表现。

　　行为障碍是涵盖了诸如注意缺陷多动障碍（attention deficit hyperactivity disorder，ADHD）和行为障碍等特定障碍的统称。不同严重程度的行为症状在一般人群中很常见。只有在多重环境中有中度至重度心理、社会、教育或职业受损的儿童和青少年才应被诊断为行为障碍。

　　情绪障碍是导致青年人全球疾病负担的主要精神卫生相关因素之一。情绪障碍的特征表现为较高度的焦虑、抑郁、恐惧和躯体症状。

　　儿童和青少年经常表现出不止一种状况的症状，有时症状会重叠。家庭和社会教育环境的质量会影响儿童和青少年的身心健康和功能。探索和处理心理社会应激源、激活支持系统是评估与处理方案的关键要素。

CMH » 快速概览

评估

» 评估发育问题

» 评估注意力不集中或者多动的问题

» 评估情绪问题。如果是青少年，评估是否有中度至重度抑郁

» 评估反复挑衅、不顺从和攻击行为

» 评估其他需要优先处理的MNS疾病

» 评估家庭环境

» 评估学校环境

处理

» 处理方案

1. 发育延迟或障碍
2. 行为方面问题
3. 注意缺陷多动障碍（ADHD）
4. 品行障碍
5. 情绪问题
6. 青少年情绪障碍及中度至重度抑郁

» 心理社会干预

随访

表 1　不同年龄段儿童与青少年精神和行为障碍的常见表现

（照料者报告、自我报告或评估过程中观察所得）

	发育障碍	行为障碍	情绪障碍
婴幼儿期 **（5 岁以下）**	— 喂养差、发育不良、运动能力差，延迟达到适龄的发育指标（例如微笑、坐、与人互动、同时注意几件事、走、说话和如厕训练）	**年龄 4~18 岁** — 严重的过度活动:过度跑动，难以维持静坐，言语过多或躁动	— 过度哭闹，黏住照料者，呆滞（长时间保持身体静止和沉默）和 / 或发脾气 — 极度害羞或行为功能的变化（如新出现大小便失禁或吮吸拇指） — 主动游戏和社交互动减少 — 睡眠和进食困难
童年中期 **（6~12 岁）**	— 读写延迟 — 自理能力如穿衣、洗澡、刷牙延迟	— 严重的注意力不集中，心不在焉，反复多次在完成任务前半途而废转移到其他活动 — 过度冲动:经常不经过充分思考就做事情	— 经常出现不明原因的躯体症状（如胃痛、头痛、恶心） — 不愿或拒绝上学 — 极度害羞或行为功能的变化（如新出现大小便失禁或吮吸拇指）
青少年期 **（13~18 岁）**	— 学校表现不佳 — 理解指令困难 — 社交困难及难以适应变化	— 反复和持续的扰乱他人行为（如异常频繁和严重地发脾气、残忍行为、持续且严重的不服从、偷窃）	— 心境、焦虑或担忧方面的问题（如易激惹、易懊恼、沮丧或消沉、情绪出现极端或快速且没有预料的变化、情感爆发）过度痛苦 — 功能改变（如难以集中注意力、学业差、常想要独处或者呆在家里）
全年龄段	— 难以进行与其年龄相称的日常活动;理解指令困难;社交困难及难以适应变化;沟通困难或异常;受限制或重复的行为、兴趣和活动模式	— 行为或同伴关系突然发生变化,包括退缩和愤怒	— 过度恐惧、焦虑或回避特定情境或对象（如与照料者分离,社交场合、某些动物或昆虫、居高、密闭空间、看到血或受伤） — 睡眠和饮食习惯改变 — 兴趣减退、参与活动减少 — 对立行为或寻求注意的行为

CMH 1 » 评估

儿童与青少年精神和行为障碍的常见表现

- **在因躯体症状或者一般健康问题就诊的儿童/青少年中，有以下表现：**
  - 情绪、行为或发育障碍方面的任何典型症状表现危险（见表1）
  - 存在以下危险因素：营养不良，被虐待和/或被忽视，频繁生病，慢性疾病（如，HIV感染/艾滋病或者难产史）

- **照料者发现儿童和青少年存在以下令人担心的问题：**
  - 相比同龄人发育较慢，或者难以完成与其年龄相称的日常活动
  - 行为问题（如过度的活动，攻击性，频繁或者严重发脾气，非常希望独处，拒绝日常活动或是上学）

- **学校教师发现儿童和青少年存在以下令人担心的问题：**
  - 如容易走神，扰乱课堂秩序，经常惹麻烦，完成学校作业有困难等

- **社区医生或者社会服务人员发现儿童和青少年存在以下令人担心的问题：**
  - 如违规或者违法行为，在家中或者社区中存在身体攻击行为等

①

评估发育障碍

评估所有方面——运动、认知、社交、交流和适应性

»» 幼儿和低龄儿童：
在所有发育方面是否达适龄发育指标有困难？

»» 年龄较大的儿童和青少年：
是否存在学习（学、读和写）、交流和与他人互动、自理以及进行日常家务活动的困难？

跳至 第**②**步

否 ← **是**

疑似发育迟缓或障碍

是否有迹象/症状表明以下任何一种：

— 营养缺乏，包括碘缺乏
— 贫血
— 营养不良

— 急性或慢性感染性疾病，包括耳感染和HIV感染/艾滋病

否 **是**

»» 处理疾病，参见儿童疾病整合处理（IMCI）

（www.who.int/maternal_child_adolescent/documents/
IMCI_chartbooklet）或其他指导准则

临床提示

»» 应该提供给青少年无照料者在场的单独见面机会

»» 明确说明谈话内容是保密的

»» 指出在何种情况下会将信息告知其家长或其他成年人

»» 与儿童/青少年本人及照料者一起探讨呈现的问题

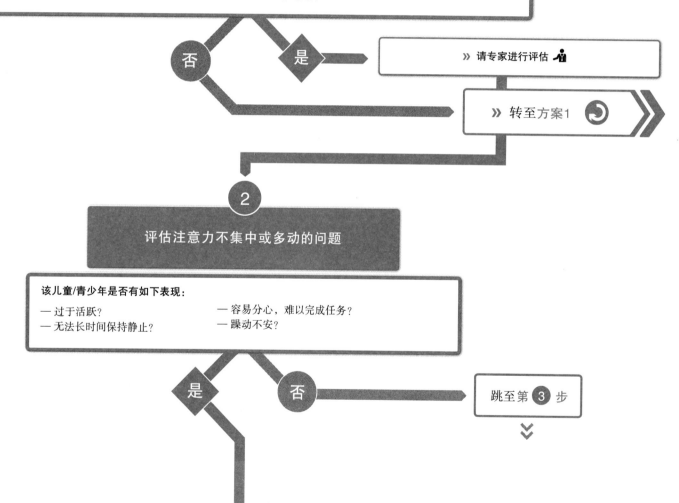

评估儿童视觉和/或听觉障碍：

通过以下方法，评估儿童是否有视觉障碍：
— 注视你的眼睛
— 头部和眼睛追随着物体的移动而移动
— 抓取一个物体
— 认出熟悉的人

通过以下方法，评估儿童是否有听觉障碍：
— 有人在他们后面说话时回头看他们
— 对大的噪音做出反应
— 如果是婴儿，可以发出很多不同的声音（塔塔，达达，爸爸）

否

是

» 请专家进行评估

» 转至方案1

2

评估注意力不集中或多动的问题

该儿童/青少年是否有如下表现：

— 过于活跃？
— 无法长时间保持静止？

— 容易分心，难以完成任务？
— 躁动不安？

是

否

跳至第 **3** 步

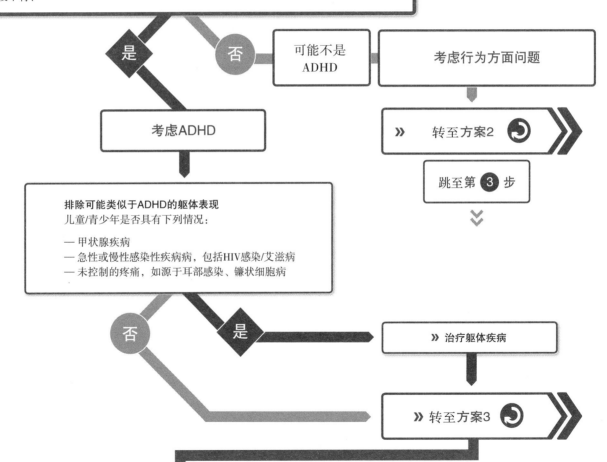

症状是否持续、严重，并对日常功能造成相当大的困难？
以下情况是否全部属实？

— 症状出现于多种环境中吗？
— 这些症状已经持续了至少6个月吗？
— 这些症状是否与儿童/青少年的
发展阶段不符？

— 在个人、家庭、社会、教育、职业或其
他领域的日常功能有相当大的困难吗？

是

否 → 可能不是 ADHD → 考虑行为方面问题

考虑ADHD

» 转至方案2

跳至第 **3** 步

排除可能类似于ADHD的躯体表现
儿童/青少年是否具有下列情况：

— 甲状腺疾病
— 急性或慢性感染性疾病病，包括HIV感染/艾滋病
— 未控制的疼痛，如源于耳部感染、镰状细胞病

否

是 → » 治疗躯体疾病

» 转至方案3

3

评估行为障碍

儿童/青少年表现出反复的攻击性、不服从或挑衅的行为，例如：

— 与成年人争吵
— 藐视或拒绝服从要求或规定
— 极度易激惹或愤怒
— 频繁且严重地发脾气
— 难与他人相处

— 挑衅行为
— 程度过分地打架或欺凌
— 虐待动物或人
— 严重破坏财产、纵火
— 偷窃、反复说谎、逃学、离家出走

跳至第 **4** 步

不大可能是行为障碍 ← 否

是

临床提示
儿童/青少年与年龄相称的破坏性或挑战性行为

幼儿和低龄儿童 （18个月~5岁）	— 拒绝做让他们做的事、破坏规则、争吵、抱怨、夸大其词、说谎、否认自己做错事、躯体行为上具有侵略性、自己的过失却指责他人
	— 短暂地发脾气（哭泣、尖叫、击打等情绪激动行为），通常持续时间少于5分钟、不超过25分钟，发生频率通常每周少于3次；正常发育中出现的发脾气不会导致自我伤害或经常对他人的身体侵犯，而且正常儿童通常会在发脾气后平静下来
童年中期 （6~12岁）	— 不遵从或者拖延遵从指示，抱怨或与其他成年人或儿童争吵，偶尔会发脾气
青春期 （13~18岁）	— 试探规则和限制，称规则和限制不公平或者没有必要，偶尔对成年人粗鲁、蔑视、争辩或挑衅

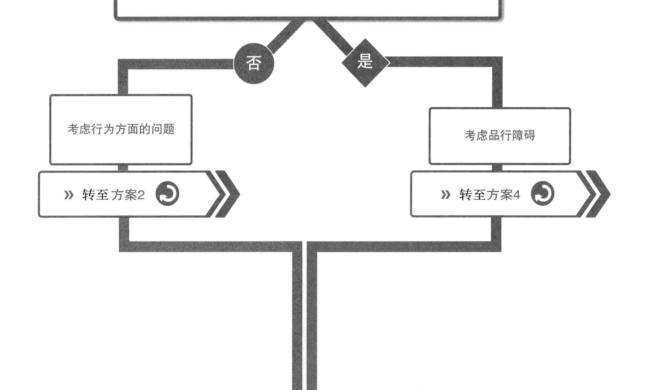

这些症状是否持续、严重，与儿童/青少年的发展水平不相适应：

— 症状出现在不同的环境中（在家里、学校、或其他社交场所）
— 症状已经持续了至少6个月
— 比普通的儿童恶作剧或青春期叛逆更严重
— 在个人、家庭、社会、教育、职业或其他方面的日常功能有相当大
  的困难吗？

否　　是

考虑行为方面的问题

» 转至方案2

考虑品行障碍

» 转至方案4

4

评估情绪障碍
（持续时间长，导致失能的苦恼，包括悲伤、恐惧、焦虑或易激惹）

问儿童/青少年是否：

— 经常感到烦躁、易怒、情绪低落或悲伤？

— 对活动失去兴趣或乐趣？

— 有很多担忧或者经常忧心忡忡？

— 有很多恐惧或是容易害怕？

— 经常抱怨头痛、胃痛或病了？

— 经常感到不开心、伤心或流泪？

— 回避或强烈讨厌某些场合（例如与照料者分离、见陌生人，或密闭空间）？

否 → 跳至第 **5** 步

是

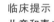

临床提示
儿童和青少年与其年龄相符的恐惧和焦虑

婴幼儿期 （9个月~2岁）	— 害怕陌生人，与照料者分离时感到痛苦
童年早期 （2~5岁）	— 害怕风暴、火、水、黑暗、噩梦和动物
童年中期 （6~12岁）	— 害怕怪物、鬼魂、细菌、自然灾害、身体疾病和受重伤； — 对上学有焦虑或在其他人面前表现有焦虑
青春期 （13~18岁）	— 害怕被同龄人拒绝，害怕在其他人面前表现自己，对身体疾病、手术、重大灾害（如战争、恐怖袭击、灾难）有恐惧

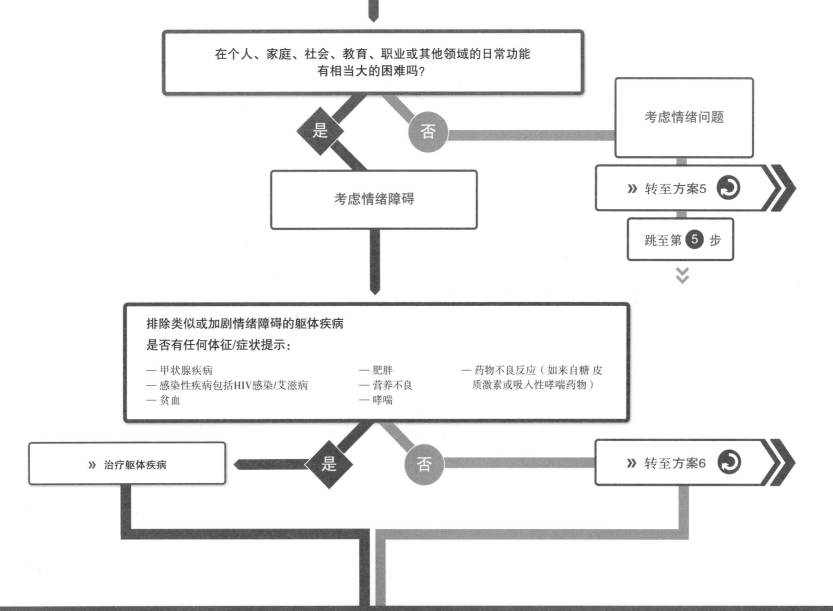

在个人、家庭、社会、教育、职业或其他领域的日常功能
有相当大的困难吗？

是

否

考虑情绪障碍

考虑情绪问题

» 转至方案5

跳至第 5 步

排除类似或加剧情绪障碍的躯体疾病

是否有任何体征/症状提示：

— 甲状腺疾病
— 感染性疾病包括HIV感染/艾滋病
— 贫血

— 肥胖
— 营养不良
— 哮喘

— 药物不良反应（如来自糖 皮质激素或吸入性哮喘药物）

是

否

» 治疗躯体疾病

» 转至方案6

青少年，评估中到重度抑郁

青少年是否有情绪问题（易激惹、低落或悲伤）
或者对活动失去兴趣或乐趣？

是　　**否** → 跳至第 **5** 步 ⌄

该青少年在<u>过去两周</u>的大多数日子里还有下列症状中的数个？

— 睡不好或睡太多　　　　　　　　　　— 疲乏或丧失精力　　　　　　　　　　— 讲话或行动比平常慢得多
— 食欲或体重显著变化（降低或增加）　　— 注意力下降　　　　　　　　　　　　— 无望感
— 无价值感或过度内疚　　　　　　　　　— 犹豫不决　　　　　　　　　　　　　— 自杀想法或行动
　　　　　　　　　　　　　　　　　　　— 可观察到的激越或身体不安

**在个人、家庭、社会、教育、职业或其他领域的日常功能
有相当大的困难吗？**

是　　**否** → 考虑情绪问题　　» 转至方案5 ↻

跳至第 **5** 步 ⌄

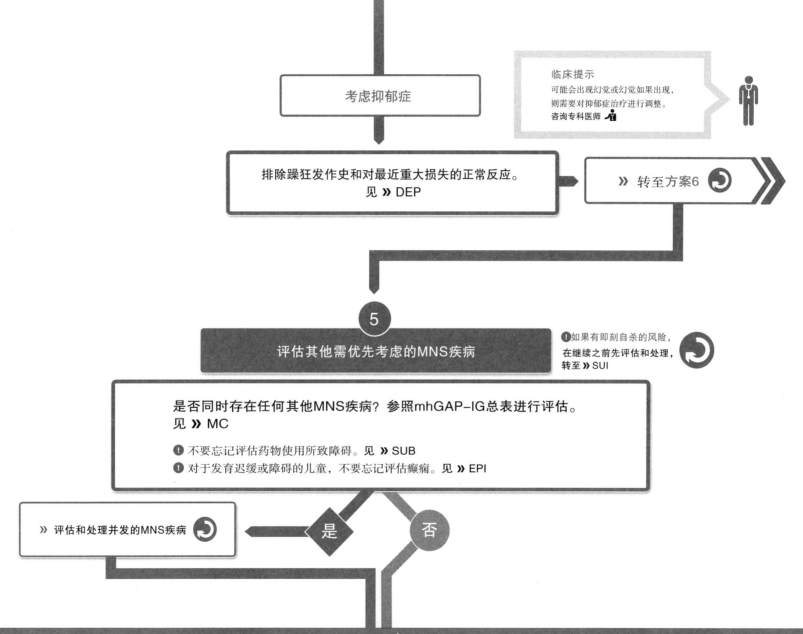

考虑抑郁症

临床提示
可能会出现幻觉或幻觉如果出现，
则需要对抑郁症治疗进行调整。
咨询专科医师

排除躁狂发作史和对最近重大损失的正常反应。
见 **》DEP**

》 转至方案6

5

评估其他需优先考虑的MNS疾病

❗如果有即刻自杀的风险，
在继续之前先评估和处理，
转至 **》SUI**

是否同时存在任何其他MNS疾病？参照mhGAP–IG总表进行评估。
见 **》MC**

❗不要忘记评估药物使用所致障碍。见 **》SUB**
❗对于发育迟缓或障碍的儿童，不要忘记评估癫痫。见 **》EPI**

》 评估和处理并发的MNS疾病

是

否

6

评估其他需优先考虑的MNS疾病

情绪、行为或发育问题是对某种痛苦或可怕情况的反应或因这些情况加重吗？

评估：

» 临床特征或临床史中是否有任何因素提示曾遭受虐待或暴力（见临床提示）

» 任何最近或正在发生的严重应激源（例如家庭成员生病或死亡、生活困难和经济困难、被欺凌或被伤害）

是　　**否**

» 如果有必要，转介至儿童保护服务处
» 探究和处理压力源
» 确保儿童/青少年的安全是第一要务
» 让孩子放心，所有儿童/青少年都需要受到保护不受虐待
» 提供在何处寻求帮助的信息以应对正在进行的虐待
» 安排额外支持，包括转诊给专家
» 视情况联系法律和社区资源
» 考虑给予额外的心理社会干预
» 确保随访到位 ♻

照料者是否存在重大MNS疾病，进而可能会影响他们照顾儿童/青少年的能力？

特别是抑郁症和物质使用障碍

临床提示

» 照料者的抑郁症会加重儿童或青少年的情绪、行为或发育障碍

否　　是

» 评估并处理照料者的MNS疾病。
» **转至** 处理2.6节（对照料者的支持）

孩子在家是否有适当玩的机会和社交互动/沟通？

考虑询问：

» 孩子大多数时间和谁在一起？
» 你/他们怎样与孩子玩耍？多久一次？
» 你/他们怎样与孩子沟通？多久一次？

否　　是

» 提供关于适龄刺激和育儿的建议，参考世界卫生组织网站关爱儿童发展：http://www.who.int/maternal_child_adolescent/documents/care_child_development/en/

» 考虑为孩子提供额外支持，有可能的话转介至儿童保护服务处

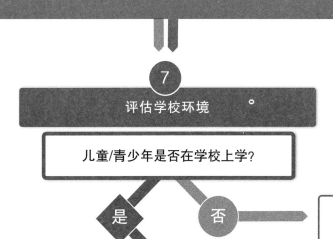

7

评估学校环境

儿童/青少年是否在学校上学?

是　　**否** → » 提供有关教育服务的信息，教育照料者尽量让儿童/青少年去学校上学的重要性

临床提示
» 在与发育阶段相称和安全的情况下，直接向儿童/青少年询问这些经历

儿童在学校是否有以下经历:
» 被欺凌、捉弄或取笑?
» 没有能力参与到学校的活动和学习中?
» 不想或拒绝去学校?

否　　**是** → » 征得同意后，联系教师及其他校方人员。转至处理（2.7）

» 如果儿童/青少年上学缺勤，尝试帮助他们尽快重返校园并探寻缺勤原因

» 转至CMH 2（处理）

CMH 2 » 处理

方案 ①	方案 ②	方案 ③
发育迟缓或发育障碍	**行为问题**	**注意缺陷多动障碍（ADHD）**

方案 ① 发育迟缓或发育障碍

» 提供关于儿童/青少年身心健康的指导（2.1）

　为儿童本人和照料者提供心理教育和育儿建议。提供对发育障碍的指导（2.2和2.3）

» 提供对照料者的支持（2.6）

» 与教师及其他学校工作人员保持联系（2.7）

» 与社区其他可用资源如社区康复联系

» 可能的话提供家长技能培训（2.8）

» 将有发育障碍的儿童转诊至专家进一步评估，建议处理方案和计划生育

» 如果需要，确保每3个月一次或更频繁的适当随访

» ✖ **不要提供药物治疗**

方案 ② 行为问题

» 提供关于儿童/青少年身心健康的指导（2.1）

» 提供行为改进的指导（2.3）

» 评估并处理压力源，降低压力并增强社会支持

» 与教师及其他学校工作人员保持联系（2.7）

» 与社区内其他可用资源保持联系

» 提供随访

方案 ③ 注意缺陷多动障碍（ADHD）

» 提供关于儿童/青少年身心健康的指导（2.1）

» 为儿童本人和照料者提供心理教育和育儿建议。提供行为改进的指导（2.2 和 2.3）

» 评估并处理压力源，降低压力并增强社会支持

» 提供对照料者的支持（2.6）

» 与教师及其他学校工作人员保持联系（2.7）

» 与社区内其他可用资源保持联系

» 如果可以，考虑提供家长技能培训（2.8）

» 如果可以，考虑行为干预（2.8）

» 如果以上治疗失败，并且儿童/青少年有ADHD诊断，并且年龄大于6岁，可转诊至专科医师予哌甲酯治疗

» 如果需要，确保每3个月一次或者更频繁的适当随访

方案 ④ 行为障碍

» 提供关于儿童/青少年身心健康的指导（2.1）

» 为儿童本人和照料者提供心理教育和育儿建议（2.2）👫

» 提供行为改进的指导（2.3）

» 评估并处理压力源，降低压力并增强社会支持

» 提供对照料者的支持（2.6）

» 与教师及其他学校工作人员保持联系（2.7）

» 如果可以，考虑提供家长技能培训（2.8）

» 与社区其他可用资源联系

» 如果需要，确保每3个月一次或者更频繁的适当随访 🔃

» 如果可以，考虑行为干预（2.8）

» ❌ **不要提供药物治疗**

方案 ⑤ 情绪问题

» 提供关于儿童/青少年身心健康的指导（2.1）

» 为儿童本人和照料者提供心理教育和育儿建议（2.2）👫

» 评估并处理压力源，降低压力并增强社会支持

» 与教师及其他学校工作人员保持联系（2.7）

» 与社区其他可用资源联系

方案 ⑥ 情绪障碍或抑郁症

» ❌ **不要将药物治疗作为一线治疗方法**

» ❌ **不要对12岁以下儿童进行药物治疗**

» 提供关于儿童/青少年身心健康的指导（2.1）

» 为儿童本人和照料者提供心理教育（2.2和2.5）👫

» 提供对照料者的支持（2.6）

» 与教师及其他学校工作人员保持联系（2.7）

» 与社区内其他可用资源保持联系

» 评估并处理压力源，降低压力并增强社会支持

» 如果可以，考虑提供家长技能培训（2.8）

» 考虑转诊进行行为干预或人际关系治疗

» 当心理干预无效时，请咨询专科医师予氟西汀治疗（不建议其他的SSRIs或TCAs）。更多治疗细节见DEP**抑郁症**这一章

» 如果需要，确保每3个月一次或者更频繁的适当随访 🔃

心理社会干预

2.1 促进儿童／青少年身心健康和功能的指导

» 即使没有行为障碍,也可向所有儿童、青少年及其照料者提供指导

鼓励照料者:

» 花时间和孩子一起享受愉快的活动。和儿童／青少年玩耍和交流。见网址 http://www.who.int/maternal_child_adolescent/documents/care_child_development/zh

» 倾听儿童/青少年并对其表示理解和尊重。

» 保护他们免受任何形式的虐待,包括来自家庭,学校和社区中的欺凌和暴力。

» 预期主要的生活变化(如青春期、开始上学或弟妹的出生),并提供支持。

鼓励并帮助儿童／青少年:

» **获得充足睡眠。** 养成定时睡觉的习惯,并从睡眠区或卧室中移除电视机或其他电子设备。

» **定时吃饭。** 所有儿童/青少年每天都需要三餐(早餐,中餐和晚餐)和一些零食。

» **积极活动。** 如果有能力,5~17 岁的儿童／青少年要通过日常活动、玩耍或运动每天做 60 分钟及以上的身体活动。见 www.who.int/dietphysicalactivity/publications/recommendations5_17years

» 尽可能多地参加学校、社区和其他社会活动。

» 花时间与所信任的朋友和家人在一起。

» 避免使用毒品、酒精和尼古丁。

2.2 对儿童本人／照料者的心理健康教育和育儿建议

» 如适当,向照料者和儿童及青少年解释发育延迟或困难,并帮助他们了解优势和资源。

» 表扬儿童/青少年及其照料者做出的努力。

» 向照料者解释,养育有情绪、行为或发育迟缓或障碍的儿童／青少年是值得的,但也很具有挑战性。

» 说明患有精神障碍的人不应该因其疾病而被责怪。鼓励照料者友善、支持,并表现出爱和感情。

» 促进和保护儿童本人和家庭的人权,并对维护人权和尊严保持警觉。

» 帮助照料者有切合实际的期望,并鼓励他们联系具有相似状况的其他儿童／青少年的照料者进行相互支持。

2.3 改进行为指导

鼓励照料者:

» 给予爱的关注,包括每天和儿童玩耍。为青少年提供与你交谈的机会。

» 对于儿童／青少年什么允许和什么不允许保持一贯态度。给孩子明确、简单和简洁的指令应该和不应该做什么。

» 给儿童／青少年符合他们能力水平的简单的日常家务活,并在完成后立即表扬他们。

» 当观察到好的行为时表扬或奖励儿童／青少年,而当行为有问题的时候不予奖励。

» 设法避免严重对抗或者可预见的困难状况。

» 只对最重要的问题行为作出反应,给予的惩罚要比表扬来得轻和少(例如扣除奖励和好玩的活动)。

» 直到你冷静下来再与儿童/或青少年讨论,避免使用批评、叫喊和辱骂。

» ✖ **不要**使用威胁或体罚,绝不虐待儿童／青少年的身体。体罚会伤害照料者与儿童之间的关系,它不像其他方法那样有效,而且会使行为问题恶化。

» 鼓励青少年进行适合年龄的游戏(例如运动、绘画或其他爱好),并以实际的方式提

供适合年龄的支持(例如,在家庭作业或其他生活技能方面)。

2.4　发育迟缓或发育障碍的心理健康教育

鼓励照料者:

» 了解儿童的长处和短处是什么,他们用怎样的方法学习是最好的,什么给儿童带来压力,什么使他快乐,什么导致问题行为,又是什么可以避免问题行为。

» 了解儿童如何沟通和回应(如使用词汇、手势、非言语表达和行为)。

» 帮助儿童在日常活动和玩耍中发展。

» 儿童在快乐和积极的活动中学习得最好。

» 让儿童参与到日常生活中,从简单的事情开始,每次一件事。将复杂的活动分解成简单的步骤,这样他们就可以逐步学习并且每一步都可以得到奖励。

» 通过安排规律的吃饭、玩耍、学习和睡觉时间来制订可预见的常规生活日程。

» 保持环境的刺激性:避免让儿童独自一人待上几个小时没有人说话,限制看电视和玩电子游戏的时间。

» 让他们留在学校里的时间尽可能久一些,即使非全日制,也要在主流学校入学。

» 管教要平衡。当儿童或青少年做好事时,给予奖励;让他们远离不应该做的事情。

» ⊗ 当行为出现问题时**不要**使用威胁或体罚。

» 发育障碍的儿童/青少年经常会有相关的行为问题,这对于照料者而言较难处理。见改进行为指南。(2.3)

» **促进和保护个人和家庭的人权,对维护人权和尊严保持警觉。**

— 教育照料者避免住入专门机构。

— 促进获得健康信息和服务。

— 促进获得学校教育和其他形式的教育。

— 促进就业。

— 促进参与家庭和社区生活。

2.5　情绪问题/障碍的心理教育,包括青少年抑郁症

» 处理家庭环境中的任何紧张情况,如父母不和或一方罹患精神疾病。在教师的帮助下,探究学校环境中可能存在的不利情况。

» 为孩子与照料者和家人高质量相处提供机会。

» 鼓励和帮助儿童/青少年继续(或重新开始)愉快的社交活动。

» 鼓励儿童/青少年进行有规律的体力活动,逐步增加每次的时长。

» 考虑训练儿童/青少年及照料者做呼吸练习、渐进性肌肉放松和其他类似训练。

» 制订可预见的作息常规。养成定时睡觉的习惯。安排每天定时吃饭、玩耍、学习和睡觉。

» 对于过度和不切实际的恐惧:

— 适时称赞儿童/青少年;在他们尝试新事物或勇敢行事时给予小奖励。

— 帮助儿童练习循序渐进地面对困难情况(例如,如果儿童害怕与照料者分离,照料者在旁时,帮助儿童逐渐增加独自玩的时间)。

— 认可孩子的感受和担忧,并鼓励孩子面对他们的恐惧。

— 帮助儿童/青少年制订计划,帮助他们应对害怕的情况。

» 解释情绪障碍是常见的,可能发生在任何人身上。情绪障碍的发生并不意味着你虚弱或懒惰。

» 情绪障碍可能导致无缘无故的无助和无价值的想法。解释一旦情绪障碍改善,这些想法就有可能改变。

» 让孩子意识到,如果他们注意到有自伤或自杀的想法,应该告诉一个他们信任的人,并立即回来寻求帮助。

2.6 对照料者的支持

» 评估儿童或青少年障碍对照料者的社会心理影响,并为照料者个人、社会和心理健康需求提供支持。

» 为家庭生活、就业、社会活动和健康提供必要的支持和资源。

» 安排临时看护(值得信赖的另一照料者在短期内代为照顾孩子),让主要照料者休息一下,特别是对有发育障碍的孩子。

» 支持家庭处理社会和家庭问题,并帮助解决问题。

2.7 与教师和其他学校工作人员保持联系

» 在得到儿童/青少年和照料者的同意后,联系儿童和青少年的老师,并就如何支持孩子学习和参与学校活动提供咨询或制订计划。

» 说明儿童或青少年的精神障碍正在影响他们的学习、行为、社会功能,老师可以做些有帮助的事情。

» 询问任何可能会对孩子的情绪健康和学习产生不利影响的压力情况。如果儿童被欺凌,建议老师采取适当的行动制止。

» 探索帮助儿童参与学校活动并促进学习、包容和参与的策略。

» 小提示:
— 为儿童和青少年提供机会去利用他们的技能和优势。
— 让学生坐在教室的前排。
— 给学生额外的时间去理解和完成作业。
— 把大任务分成小部分,每次分配一小部分。
— 额外表扬做出的努力,奖励成就。
— ⊗ **不要**使用威胁、体罚或过度批评。
— 对于在课堂上遇到很大困难的学生,招募志愿者一起上课,提供一对一的关注,或将学生与能够提供支持或协助学习的同伴配对。
— 如果儿童或青少年已经失学,通过一个逐渐增加的重新融合时间表帮助他们尽快返回学校。在重新融合期间应免除学生测验和考试。

2.8 简短心理干预

本指南没有提供实施简要心理干预措施的具体方案,如家长技能培训、人际关系治疗和行为治疗。世界卫生组织制订了家长技能培训方案,针对照料有发育迟缓或障碍儿童的照料者,可应要求提供。

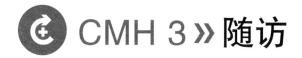

CMH 3 » 随访

1

评估改善程度

来诊者是否有改善？
每次回访时重新评估和监测儿童或青少年的症状、行为和功能

临床提示
» 如果在评估中发现了一种或多种类型的虐待，需要对这种状况的持续性及对儿童/青少年的影响进行评估

是　　　**否**

» 继续执行处理方案和随访，直到症状停止或减轻

» 为家长育儿提供额外的心理教育和建议

» 如果在用药物治疗，考虑咨询专科医师的意见后逐渐减少药物剂量

» 如果未用药物治疗，一旦症状消退并且儿童/青少年在日常生活中表现良好，就降低随访频次

» 酌情额外提供心理健康教育和育儿建议

» 回顾社会心理干预措施，并根据需要修改处理方案酌情让儿童/青少年和照料者参与决策

» 定期随访

如果6个月后症状和/或功能没有改善：

» 如果可能，提供额外干预

» 酌情提高随访频次

» 如可能，**咨询专科医师**进一步评估和处理

发育障碍

如果没有改善、进一步恶化、对儿童可能有危害或身体
健康受到影响（如营养问题）

» 转诊至专科医师获取进一步评估和处理方案建议

✖ 不考虑药物治疗

注意缺陷多动障碍（ADHD）

如果儿童至少6岁并且接受了至少6个月的心理治疗而
没有改善

» 转诊或咨询专科医师，予哌甲酯治疗

品行障碍

如果没有改善或预计对青少年有危害

» 转诊至专科医师获取进一步评估和处理方案建议

✖ 不考虑药物治疗

情绪障碍

如果儿童或青少年接受了至少6个月的心理治疗而
没有改善

» 转诊至专科医师

✖ 不开始药物治疗

抑郁症

如果青少年至少12岁并且接受了至少6个月的心理治疗而
没有改善

» 咨询或转诊至专科医师，予氟西汀治疗（而不是其他
  SSRIs类药物或TCAs三环类抗抑郁药）

临床提示

» 对青少年，计划在后续的有些随
  访中与家长/照料者分开单独见面。
  阐明卫生服务讨论的保密性质，
  包括在何种情况下，会将信息告
  知家长或其他成年人

---

② 进行常规评估

每次随访：

» 监测5岁以下儿童发育情况

» 评估任何与情绪、行为或发展、学习有关的新问题或
  新症状。对青少年来说，评估情绪恶化的状况（易激
  惹，容易生气或沮丧，低落或悲伤）或自杀意念。回
  到评估步骤4，参阅情绪恶化。
  转至 » SUI自杀一章参考自杀意念

» 探究和处理在家庭、学校或工作环境中的心理社会应
  激源，包括暴力或其他形式的虐待

» 评估儿童和青少年是否有机会参与家庭和社会生活

» 评估照料者的需求和家庭可得到的支持情况

» 监测上学情况

» 回顾处理方案，监测对心理社会干预的依从性

» 如果在服用药物，回顾治疗药物、不良反应和剂量

3

如适用，监督药物治疗情况

如果青少年在服用氟西汀，额外监测以下方面：

» 记录处方和用药细节

» **第一个月每周监测、然后每个月：**
监测已上报的不良反应、情绪改变及其他症状

» 如果发现有严重的药物副作用或不良反应（如新的或加重的自杀意念、自杀或自伤行为、激越、易激惹、焦虑或失眠），咨询专科医师 🧑‍⚕️

» 即使青少年已经感觉好一些了，建议继续用药。在症状缓解后，维持用药9～12个月，以降低复发风险

» 不要突然停止用药

» **如果症状缓解已经9～12个月：**
与青少年和照料者讨论逐渐减少药物治疗的风险和益处。最少花4周逐渐减少用药，密切监测症状复发情况

如果青少年在服用哌甲酯，额外监测以下方面：

» 记录处方和用药细节

» 监控潜在的滥用和挪用

» **每3个月：**监测或记录身高、体重、血压、上报的副作用和行为变化

» 如果观察到药物不良反应（例如，在体重和身高方面未能取得预期的进展、血压升高、易激惹、焦虑和严重失眠），请咨询专科医师 🧑‍⚕️

» **治疗1年以后：**咨询专科医师是否继续使用哌甲酯

第七章　痴　　呆

痴呆是由于脑部改变导致的一种慢性、进展性综合征。痴呆可见于任何年龄，但还是常见于老年人。在世界范围内，痴呆是老年人残疾和依赖他人照料的重要原因；从身体、心理、社会、经济诸多方面对于照料者、家庭、甚至整个社会都产生了影响。

导致痴呆症状的疾病会引起精神、个性和行为的改变。痴呆患者常有记忆问题，日常生活能力受损。痴呆不是正常衰老的一部分。阿尔茨海默病是痴呆原因中第一位的，但是多种脑部病变或损伤都可以造成痴呆。痴呆患者常表现为健忘或感到沮丧。其他常见症状有情感控制能力、社会行为或活动积极性退化。痴呆患者可能自身完全无法意识到这些改变，而不去寻求帮助。家庭成员可能会意识到一个人的记忆问题、个性和行为改变、意识模糊、漫游或大小便失禁的情况。然而，部分痴呆患者及其照料者会否认或淡化记忆丧失和相关问题的严重程度。

痴呆会导致认知能力下降，常影响日常生活，如清洗、穿衣、进食、个人卫生以及上厕所。尽管目前尚无治愈该病的方法，但若能及早发现、给予支持性治疗，痴呆人群及其照料者的生活能得到显著改善，痴呆人群的身体健康、认知能力、活动能力及身心健康都能达到尽可能好的水平。

DEM » 快速概览

评估

» 评估痴呆迹象

» 对这些症状有无其他解释?

　— 排除谵妄
　— 排除抑郁（假性痴呆）

» 评估其他医疗问题

» 评估行为或心理症状

» 排除其他MNS障碍

» 评估照料者的需求

处理

» 处理方案

　1. 痴呆——无行为/心理症状
　2. 痴呆——有行为/心理症状

» 心理社会干预

» 药物干预

随访

DEM 1 》评估

痴呆的常见表现

- 记忆力（严重健忘）以及定向能力（对时间、地点、人物的认知）下降或存在问题
- 情绪或行为问题，如情感淡漠（对周遭事物漠不关心）或易激惹
- 丧失情绪控制——容易沮丧、激惹或哭泣
- 难以进行日常工作、家务或社会活动

临床提示

采访关键知情人（了解来诊者情况的人）并询问来诊者最近在思维、推理、记忆和定向方面的变化。偶然的记忆衰退在老年人中很常见，然而有些问题即使发生得并不频繁也值得重视

例如，可以询问，这位老人是否经常忘记把东西放在哪里。他是否有时会忘记前一天发生了什么？有时会忘记他现在在哪里吗？

询问知情人这些问题是从何时开始的，是否随着时间推移恶化

临床提示

通过一般神经学评估直接进行记忆、定向和语言能力的测试；如果可以的话，使用适合当地文化的工具。参见基础护理和实践（至 》ECP ）

1

评估痴呆迹象

有没有记忆和/或定向方面的问题？
（如：忘记前一天发生的事，或不知道自己身在何处）

可能不是痴呆
》检查其他MNS障碍

否　　**是**

来诊者在执行关键角色/活动方面有困难吗？
（例如：购物、结账、做饭等日常活动）

可能不是痴呆
》检查其他MNS障碍

否　　**是**

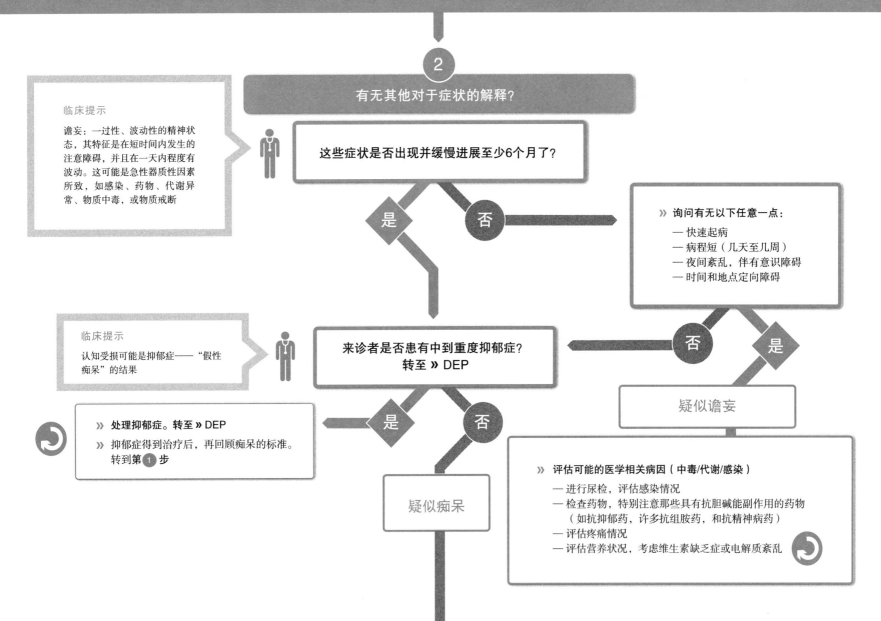

② 有无其他对于症状的解释？

临床提示

谵妄：一过性、波动性的精神状态，其特征是在短时间内发生的注意障碍，并且在一天内程度有波动。这可能是急性器质性因素所致，如感染、药物、代谢异常、物质中毒，或物质戒断

这些症状是否出现并缓慢进展至少6个月了？

是　　否

» 询问有无以下任意一点：
— 快速起病
— 病程短（几天至几周）
— 夜间紊乱，伴有意识障碍
— 时间和地点定向障碍

否　　是

临床提示

认知受损可能是抑郁症——"假性痴呆"的结果

来诊者是否患有中到重度抑郁症？
转至 » DEP

疑似谵妄

» 处理抑郁症。转至 » DEP
» 抑郁症得到治疗后，再回顾痴呆的标准。转到第 ① 步

是　　否

疑似痴呆

» 评估可能的医学相关病因（中毒/代谢/感染）
— 进行尿检，评估感染情况
— 检查药物，特别注意那些具有抗胆碱能副作用的药物（如抗抑郁药，许多抗组胺药，和抗精神病药）
— 评估疼痛情况
— 评估营养状况，考虑维生素缺乏症或电解质紊乱

3

评估其他医疗问题

该来诊者是否有以下任意一项情况?

» 症状出现时不到60岁

» 症状出现伴随颅脑损伤、卒中、意识改变或丧失

» 既往有甲状腺肿大、缓脉、皮肤干燥（甲状腺功能减退）

» 有性传播疾病（STI）史，包括HIV感染/艾滋病

是　**否**

特殊案例

» 转介给专科医生

该来诊者是否存在饮食摄入不足、营养不良或是贫血?

否　**是**

» 需要增加食物摄入并监测体重情况

该来诊者是否有心血管危险因素?

» 高血压

» 高脂血症

» 糖尿病

» 吸烟

» 肥胖

» 心脏病（胸痛、心脏病发作史）

» 既往有卒中或短暂性脑缺血发作（TIA）

否　**是**

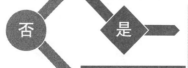

» 转介给合适的专科医师

» 降低心血管危险因素：

— 建议戒烟

— 治疗高血压

— 建议针对肥胖的减肥食谱

— 治疗糖尿病

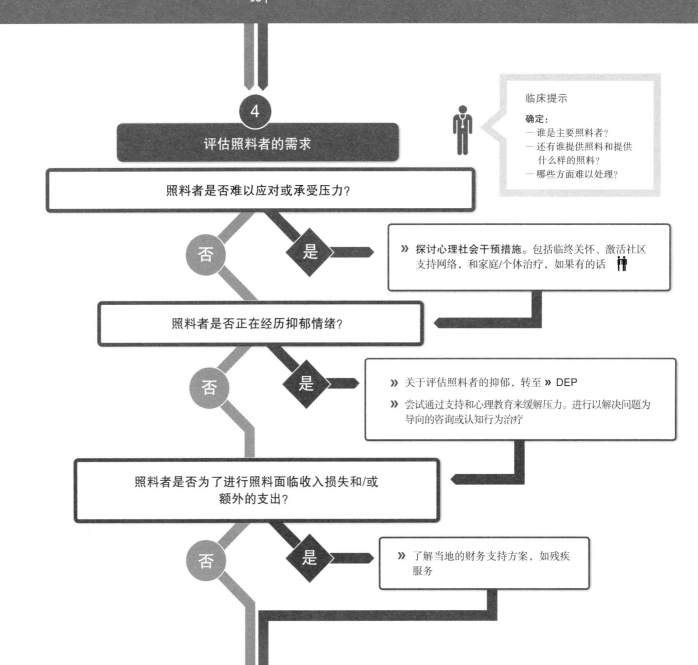

4

评估照料者的需求

临床提示

确定：
— 谁是主要照料者？
— 还有谁提供照料和提供什么样的照料？
— 哪些方面难以处理？

照料者是否难以应对或承受压力？

否 　是

» **探讨心理社会干预措施。**包括临终关怀、激活社区支持网络，和家庭/个体治疗，如果有的话

照料者是否正在经历抑郁情绪？

否 　是

» 关于评估照料者的抑郁，转至 » DEP

» 尝试通过支持和心理教育来缓解压力。进行以解决问题为导向的咨询或认知行为治疗

照料者是否为了进行照料面临收入损失和/或额外的支出？

否 　是

» 了解当地的财务支持方案，如残疾服务

5

来诊者是否有以下任意一项痴呆的行为或心理症状?

行为症状，例如：	心理症状，例如：
» 漫游	» 幻觉
» 夜间紊乱	» 妄想
» 激越	» 焦虑
» 攻击	» 情绪失控性爆发

是

否 → » 前往方案1

» 前往方案2

 ❶ 如有即刻自杀风险，在继续本方案前**先评估和处理**。转至 » SUI

 假如该来诊者有其他并发的MNS障碍，先评估和处理后再继续本方案

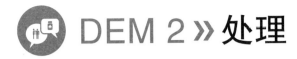

DEM 2 » 处理

方案 ①

痴呆 —— 不伴有行为和/或心理症状

» 为来诊者和他们的照料者提供**心理教育**（2.1）

» 鼓励照料者实施干预措施，提高来诊者的认知功能（2.4）

» **提高来诊者的独立性**、功能和活动性（2.3）

» **为照料者提供支持**（2.5）

» 仅在可以做出阿尔茨海默病的特异性诊断**和**专业人员充足的支持和监督以及照料者监督药物副作用能双管齐下的条件下才考虑用药（2.6）

方案 ②

痴呆 —— 伴有行为和/或心理症状

遵循方案一全部内容

+

» 处理行为和心理症状（2.2）

如果来诊者或照料者有即刻风险：

» 如果症状持续存在或者有即刻伤害的风险，请考虑使用**抗精神病药物**（2.7）

» 可以的话请**转介给专科医师**

心理社会干预 👥

2.1 心理教育

» 询问接受痴呆评估的人是否希望知道诊断结果，以及他们希望将诊断结果告知谁。
  — 根据他们理解和接受信息的能力进行合适的病情解释。
  — 给予基本信息即可。（不要给他们过多的信息！）
» 关键信息：
  — 痴呆是一种脑部疾病，会随着时间推移而逐渐恶化。
  — 虽然无法治愈，但是还有很多事情可以做，来帮助和支持患者及其家庭。
  — 许多担心的具体问题和行为可以在产生的时候进行处理。我们还有很多事情可以做，使得来诊者更自在，也使得照料者背负的压力有所减轻。

2.2 处理行为和心理症状

» 发现和治疗潜在的、可能影响行为的躯体疾患。通过体格检查查找疼痛、感染等（转至 »ECP）。若有需要，转介给专科医师。👤
» 识别那些预示、触发或加重问题行为的事件（例如在熙来攘往的市场购物）或者因素（如独自出门），可能的话尝试改变这些触发因素。

» 考虑改造环境，如适当的座位、安全的漫游区域和标识（如在临街大门上设立"此路不通"标志或通往卫生间的指示牌）。
» 建议使用舒缓、镇静或者分散注意力的策略，如建议来诊者从事他们所喜爱的活动（如散步、听音乐、聊天），特别是在来诊者激越的情况下。

2.3 促进日常活动和社区生活功能

» 关于提升日常生活活动和社区生活能力的干预方式，转至 »ECP。
» 规划日常活动的方式，以使来诊者最大限度地独立活动、增强功能；帮助来诊者适应和发展技能，最小化对他人支持的需求。促进在社区的功能和参与度，在计划和实施干预时让来诊者和照料者参与进来。协助联系可用的社会资源。
  — 提供建议以维持来诊者独立上厕所的能力，包括调控液体的摄入量（如果发生大小便失禁，在下结论对失禁无能为力之前应对所有可能的原因进行评估，并尝试所有可能的治疗方法）。
  — 保持室内环境的安全，减少摔倒和受伤的风险。
  — 告知来诊者家庭成员，应保持家里的地面整洁以降低来诊者摔倒的风险。

— 建议对来诊者的家里进行改造。加扶手或斜坡会有所帮助。提示重要区域（例如：厕所、浴室、卧室）可以帮助来诊者不在家中迷路或失去方向感。
— 建议来诊者做一些躯体活动和锻炼，保持活动性，减少摔倒的风险。
— 建议娱乐活动（针对痴呆的不同阶段和严重程度）。
— 给予适当辅助设备（如放大镜、助听器）处理感觉障碍（比如视力减弱、听力下降）。
— 如果条件允许，转诊进行职业疗法。

2.4 促进认知功能的相关干预

鼓励照料者：

» 提供日常的定向信息（例如星期几、几号、时间、人名），帮助他们保持对于时间、地点和人物的定向。
» 使用报纸、广播、电视节目、家庭相册和家居用品等增进交流，使他们知道最近发生的事件，刺激他们的记忆，鼓励他们分享和珍惜自己的经历。
» 用简短的句子使口头交流简明易懂。尽量使噪音降到最低，如广播、电视或者其他人的谈话。仔细听对方想说的话。
» 将事情简单化，避免改变常规；如非必要，应避免将来诊者置于陌生和令人困惑的地方。

药物干预 ✚

2.5 对照料者的支持

» 评估对照料者造成的影响以及照料者的需求,确保对其在家庭生活、就业、社会活动和健康方面提供必要的支持和资源。(见 »DEM1)

» 承认照顾痴呆者会让人备受挫折、感到沮丧。**需要鼓励照料者尊重来诊者的人格尊严,避免敌视、忽略他们。**

» 鼓励照料者在照料所爱之人的过程中遭遇困难或压力时寻求帮助。

» 向照料者提供关于痴呆的相关信息,同时考虑到来诊者本人的愿望。

» 如果需要,可提供特定技能培训和支持(如处理困难的行为)。为了使这些干预最具实效,要吸引照料者的积极参与,比如角色扮演。

» 可行的话考虑提供实际的支持,如:基于家庭的临时照料;其他家庭成员或者适当的人来照看和照顾痴呆来诊者,这可以让主要照料者放松一段时间得到休息或从事其他活动。

» 探究来诊者是否符合政府或非政府的残疾补助或其他社会/经济支持。

2.6 不伴有行为和/或心理症状的痴呆

» ✖ 不要对所有痴呆来诊者都使用乙酰胆碱酶抑制剂(如多奈哌齐、加兰他敏、利凡斯的明)或者常规使用美金刚。

» 仅在可以做出阿尔茨海默病的特异性诊断和**有专业人员充足的支持**和指导,还有照料者监测药物不良反应和疗效条件下才考虑药物。

如果合适的话:

» 针对疑似阿尔茨海默病的痴呆,并且在**密切监护**下,可考虑给予乙酰胆碱酶抑制剂(如多奈哌齐、加兰他敏、利凡斯的明)或者美金刚。

» 针对伴有血管病的痴呆,考虑使用美金刚。

2.7 对行为和/或心理症状的抗精神病药物治疗

» 先提供心理社会干预。👥

» 如果来诊者或照料者有即刻风险,转至 » PSY2 处理,了解更多关于抗精神病药物的情况。

» 请遵从以下原则:
— "低剂量起始,缓慢加药"(滴定法),定期检查需要量(至少每月1次)。
— 使用最低有效剂量。
— 监控来诊者,注意锥体外系不良反应(EPS)。

» ✖ 避免静脉滴注氟哌啶醇。

» ✖ 避免使用地西泮。

DEM 3 » 随访

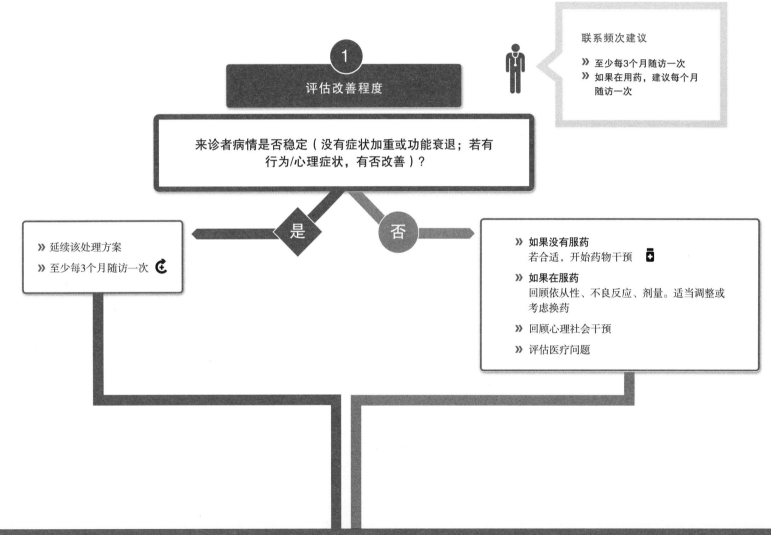

1

评估改善程度

联系频次建议

» 至少每3个月随访一次
» 如果在用药，建议每个月随访一次

来诊者病情是否稳定（没有症状加重或功能衰退；若有行为/心理症状，有否改善）？

是

» 延续该处理方案
» 至少每3个月随访一次

否

» **如果没有服药**
若合适，开始药物干预

» **如果在服药**
回顾依从性、不良反应、剂量。适当调整或考虑换药

» 回顾心理社会干预

» 评估医疗问题

② 实施常规评估

在每次访视时，常规评估和处理：

» **药物副作用**
假如在服用抗精神病药物，检查锥体外系不良反应
（转至 » PSY）。假如有，停药或减量

» **医学及MNS障碍共病情况**

» **参加日常活动的能力以及对照料的需求**

» **安全风险，**如果疾病进展（如驾车、做饭等），
能有适当的行为改变

» **新的行为或心理症状**

» **抑郁症状**（转至 » DEP）或即刻自伤/自杀风险
（转至 » SUI）

» **照料者的需求**

③ 提供心理社会干预

» **继续提升功能水平以及提供心理社会教育**
详见 » DEM 2.1 ~ 2.5以及 » ECP中的内容

第八章　物质使用所致障碍

物质使用所致障碍包括药物和酒精使用所致障碍，以及一些状态包括急性中毒、过量和戒断。

急性中毒是一种短暂的状态，是摄入精神活性物质导致的意识、认知、感知觉、情感或行为的紊乱。

药物过量是指使用任何药物达到产生急性躯体或心理不良反应的剂量。

戒断是由于突然停止或减少使用精神活性物质随之而来的一系列不愉快症状的体验；常发生在那些使用足够多的剂量和足够长的时间，在躯体或心理上形成依赖的人身上。本质上，戒断症状与精神活性物质本身产生的作用是相反的。

有害使用是危害健康的精神活性物质使用模式。损害可能是躯体的（如肝脏疾病）或者精神的（如抑郁发作），常常伴有不良社会后果（如家庭问题和工作问题）。

依赖是一组生理、行为和认知症状群，对使用者而言，使用精神活性物质更优先于曾经很有价值的其他行为。它的特点是对物质使用具有强烈的渴求且使用失控。常常伴随高剂量的物质使用，停止使用后存在戒断症状。

SUB » 快速概览

评估

>> 紧急情况评估：
是否疑似中毒或戒断？

— 来诊者是否表现为镇静？

— 来诊者是否表现为过度兴奋、焦虑或激越？

— 来诊者是否表现为意识模糊？

>> 来诊者是否使用精神活性物质？

>> 是否有害使用？

>> 来诊者有无物质依赖？

处理

>> 处理方案

1. 有害使用

2. 依赖

3. 酒精戒断

4. 阿片类戒断

5. 阿片受体激动剂维持治疗

6. 苯二氮䓬类戒断

>> 👬 心理社会干预

>> 💊 药物干预

随访

! SUB » 紧急情况

如果没有紧急情况出现，转至 »SUB 1 评估

物质使用障碍的急诊表现

- **酒精中毒**：呼吸中有酒精味，言语不清，行为不羁，
  意识水平、认知、感知觉、情感或行为障碍
- **阿片类过量**：无反应或反应微弱，呼吸频率缓慢，
  针尖样瞳孔
  酒精或其他镇静药戒断：双手震颤，出汗，呕吐，
- 脉搏加速，血压升高，激越，头痛，恶心，焦虑；
  严重病例出现惊厥和意识模糊

- **兴奋剂中毒**：瞳孔散大，兴奋，思维奔逸，思维混乱，
  怪异行为，最近使用过精神活性物质，脉搏加速，
  血压升高，攻击性、古怪或暴力行为
- **与物质使用有关的谵妄**：意识模糊，幻觉，思维奔逸，
  焦虑，激越，定向障碍，特别是与兴奋剂中毒或酒精
  （或其他镇静剂）戒断有关

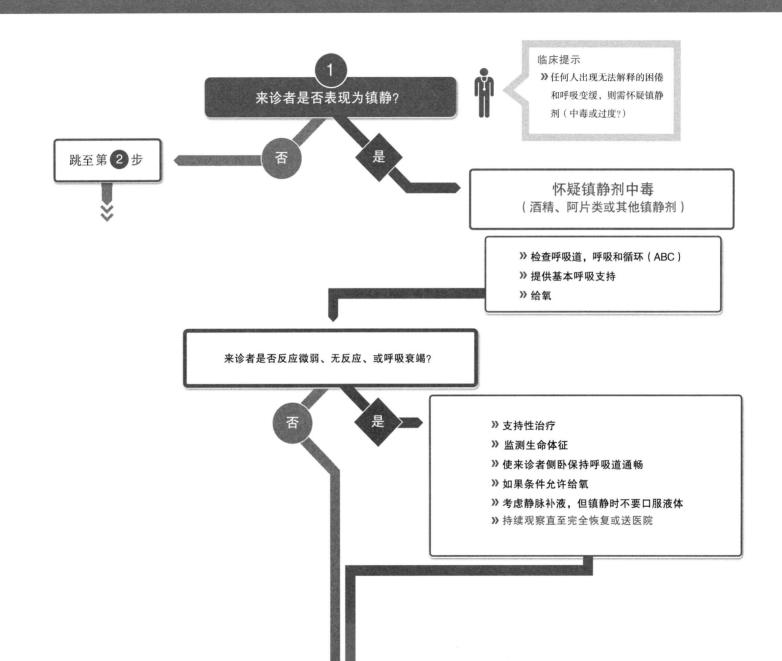

临床提示
» 任何人出现无法解释的困倦和呼吸变缓，则需怀疑镇静剂（中毒或过度？）

1
来诊者是否表现为镇静？

否 → 跳至第 **2** 步

是 →

怀疑镇静剂中毒
（酒精、阿片类或其他镇静剂）

» 检查呼吸道，呼吸和循环（ABC）
» 提供基本呼吸支持
» 给氧

来诊者是否反应微弱、无反应、或呼吸衰竭？

是 →

» 支持性治疗
» 监测生命体征
» 使来诊者侧卧保持呼吸道通畅
» 如果条件允许给氧
» 考虑静脉补液，但镇静时不要口服液体
» 持续观察直至完全恢复或送医院

否

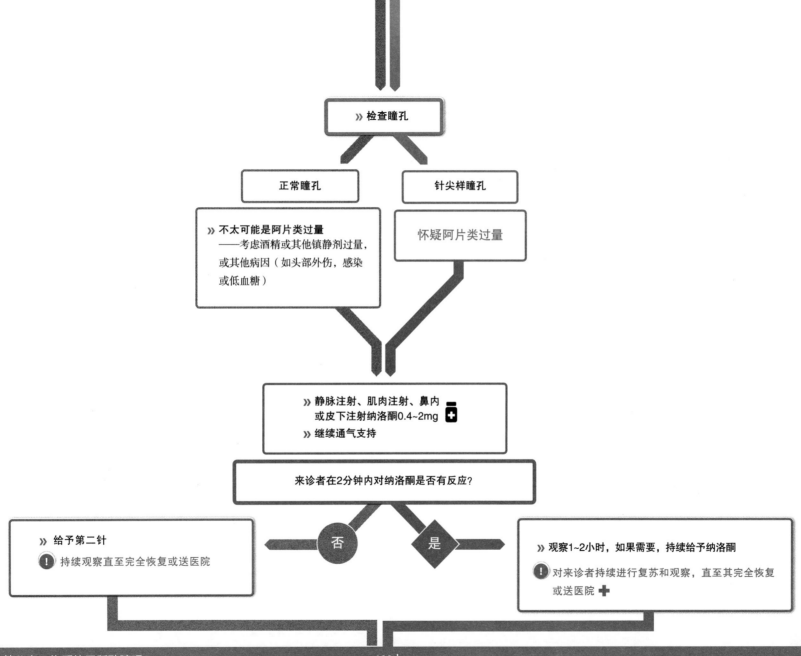

»检查瞳孔

正常瞳孔

针尖样瞳孔

»不太可能是阿片类过量
——考虑酒精或其他镇静剂过量，或其他病因（如头部外伤，感染或低血糖）

怀疑阿片类过量

»静脉注射、肌肉注射、鼻内或皮下注射纳洛酮0.4~2mg
»继续通气支持

来诊者在2分钟内对纳洛酮是否有反应？

否

是

»给予第二针

! 持续观察直至完全恢复或送医院

»观察1~2小时，如果需要，持续给予纳洛酮

! 对来诊者持续进行复苏和观察，直至其完全恢复或送医院

2

来诊者有无出现
过度刺激、焦虑、激越？

是　　　　　**否** ▶ 跳至第 **3** 步

评估和处理 Ⓐ - Ⓓ

A 来诊者最近已经停止饮酒或使用
镇静剂，现在表现为以下任一种
症状：震颤，出汗，呕吐，血压和
心率升高，激越

怀疑
酒精、苯二氮䓬类或
其他镇静剂戒断

» **处理戒断症状**

— 如果来诊者有震颤、出汗或生命体征改变，给予地西泮10~20mg口服，
如果可能的话转诊至医院或脱毒机构

— 继续观察，如果仍存在戒断症状（震颤、出汗、血压和心率升高）
可重复给药

— **只针对**酒精戒断：每天给100mg硫胺素连续5天

!

如果存在以下症状立即转诊至医院：✚

— 其他严重的医学问题：如肝性脑病，胃肠道出血或头部外伤

— 痫样发作：先给予10~20mg地西泮，口服、静注或肛塞

— 谵妄：先给予10~20mg地西泮，口服、静注或肛塞。如果症状严重
且对地西泮无反应，给予抗精神病药如氟哌啶醇1~2.5mg口服或肌
注；继续口服、静注或肛塞地西泮治疗其他戒断症状（震颤、出汗、
生命体征改变）

B 来诊者最近使用兴奋剂（可卡因，苯丙胺类兴奋剂（ATS）或其他兴奋剂），并表现为以下任何一种症状：瞳孔散大，焦虑，激越，过度兴奋，思维奔逸，脉搏和血压升高

怀疑
急性兴奋剂中毒

» 给予5~10mg地西泮，口服、静注或肛塞，逐渐增加剂量，直至来诊者平静下来并轻微镇静

» 如果精神病性症状对地西泮无反应，考虑给予抗精神病药如氟哌啶醇1~2.5mg口服或肌注。**治疗直至症状消失，如果症状持续存在，转至** »PSY

» 治疗有攻击或激越行为的来诊者，前往 »PSY表5

» 如果来诊者有胸痛，心律失常或其他神经症状，转至医院 ✚

» 在脱毒后期，警惕自杀想法或行为，如果有自杀想法，转至 »SUI

C 来诊者最近停止使用阿片类药物，表现为以下任何一种症状：瞳孔散大，肌肉疼痛，腹部痉挛，头痛，恶心，呕吐，腹泻，流泪流涕，焦虑，坐立不安

怀疑
急性阿片类戒断

» **处理阿片类戒断**
— 美沙酮20mg，如果必要的话4小时之后再补充5~10mg
— 丁丙诺啡4~8mg，如果必要的话12小时之后再次补充
— 如果没有美沙酮和丁丙诺啡，任何阿片类药物均可在紧急情况下使用，例如初始剂量10~20mg的吗啡硫酸盐，如果需要再给予10mg额外剂量。也可以考虑α-肾上腺素激动剂，如可乐定或洛非西定

» 一旦稳定，转至 »SUB 2

D 排除其他医学病因和优先考虑的MNS障碍

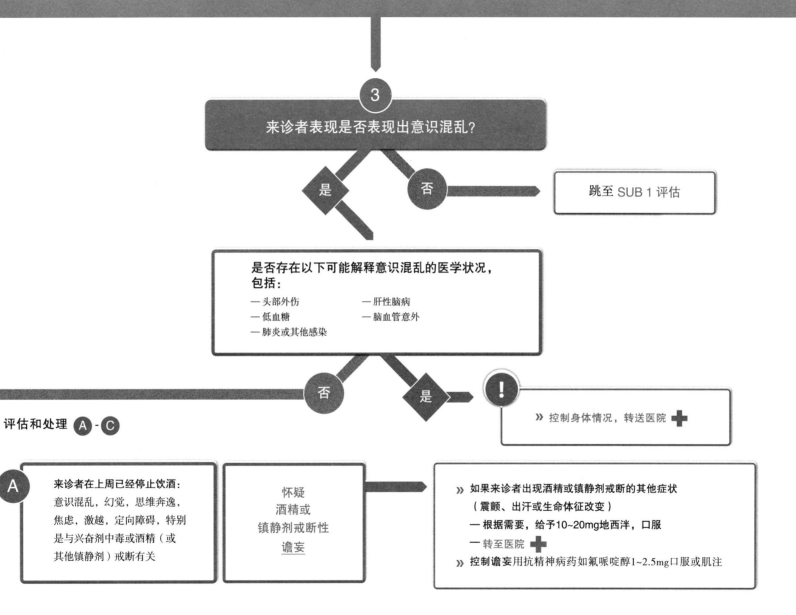

3 来诊者表现是否表现出意识混乱?

是

否 → 跳至 SUB 1 评估

是否存在以下可能解释意识混乱的医学状况,包括:

— 头部外伤　　　— 肝性脑病
— 低血糖　　　　— 脑血管意外
— 肺炎或其他感染

否

是 → **!** 》控制身体情况,转送医院 ✚

评估和处理 A - C

A 来诊者在上周已经停止饮酒:
意识混乱,幻觉,思维奔逸,焦虑,激越,定向障碍,特别是与兴奋剂中毒或酒精(或其他镇静剂)戒断有关

怀疑酒精或镇静剂戒断性谵妄

》如果来诊者出现酒精或镇静剂戒断的其他症状(震颤、出汗或生命体征改变)
— 根据需要,给予10~20mg地西泮,口服
— 转至医院 ✚
》控制谵妄用抗精神病药如氟哌啶醇1~2.5mg口服或肌注

B

来诊者在最近几天饮酒非常多且有以下任一症状：

— 眼球震颤（不受控的、快速的、重复的眼球运动）

— 眼肌麻痹（一个或多个控制眼球运动的肌肉减弱/麻痹）

— 共济失调（不协调的运动）

怀疑
Wernicke氏脑病

» 用100~500mg硫胺素治疗，每天2~3次，静注或肌注3~5天

» 转至医院 ✚

C

来诊者最近几天使用过兴奋剂：瞳孔散大，兴奋，思维奔逸，思维混乱，奇怪行为，最近使用过精神活性物质，血压和脉搏升高，攻击行为，古怪或暴力行为

怀疑
兴奋剂或
致幻剂中毒

» 给予5~10mg地西泮，口服、静注或肛塞，直至来诊者轻微镇静

» 如果精神病症状对地西泮无反应，考虑给予抗精神病药如氟哌啶醇1~2.5mg口服或肌注

» 如果精神病症状持续存在，转至 »PSY

临床提示

» 处理完急症后，视情况而定转至 »SUB 1评估和 »SUB 2处理方案1~6

SUB 1 》评估

物质使用所致障碍的常见表现

- 受酒精或其他物质影响的表现（例如酒味，口齿不清，镇静，行为古怪）

- 最近有药物使用的迹象（最近的注射痕迹，皮肤感染）

- 急性行为效应、戒断症状或长期使用的症状和体征（见专栏 1）

- 社会功能退化（例如工作或家务困难，邋遢）

- 慢性肝脏疾病（肝酶异常）的体征，黄疸样（黄色）皮肤和眼睛，触诊可及柔软肝脏下缘（在早期肝病时），腹水（膨胀的腹部充满液体），蜘蛛痣（像蜘蛛一样的血管可见于皮肤表面），和意识改变（肝性脑病）

- 平衡，行走，共济运动和眼球震颤的问题

- 偶发：巨红细胞性贫血，血小板减少，平均红细胞容积（MCV）升高

- 物质戒断、过量或中毒引起的急诊表现。来诊者可表现为镇静，过度兴奋，激越，焦虑或意识模糊

- 物质使用所致障碍的患者未必主动报告物质使用问题，应注意：
  — 反复请求精神兴奋药，包括镇痛药
  — 身体有多处损伤
  — 静脉注射药物相关的感染（HIV感染/艾滋病，丙肝）

临床提示
》避免刻板印象！所有来卫生机构的人都要询问烟酒的使用情况

专栏 1　精神兴奋物质:急性行为效应、戒断症状和长期使用效应

	急性行为效应	戒断症状	长期使用效应
酒精	呼吸中有酒味,口齿不清,去抑制行为,激越,呕吐,步态不稳	震颤,手抖,恶心/呕吐,心率血压增加,痫样发作,激越,意识模糊,幻觉 **可能危及生命**	脑容量减少,认知功能减弱,判断力减退,失平衡,肝纤维化,胃炎,贫血,患某些癌症和其他一系列医学问题的风险增加
苯二氮䓬类药物	口齿不清,脱抑制行为,步态不稳	焦虑,失眠,震颤,手抖,恶心/呕吐,心率血压增加,痫样发作,激越,意识模糊,幻觉 **可能危及生命**	记忆力受损,老年人跌倒风险增加,镇静剂过量致命的风险增加
阿片类	针尖样瞳孔,困倦,嗜睡,意识减弱,言语缓慢	瞳孔散大,焦虑,恶心/呕吐/腹泻,腹部疼挛,肌肉疼痛,头痛,流泪流涕,打哈欠,手臂汗毛直立,心率加快,血压升高	便秘,镇静剂过量致命的风险增加,性功能减退,奖赏、学习、应激反应的改变
烟	兴奋,注意力、专注力和记忆力提高,焦虑减轻,食欲下降,兴奋剂样效应	易激惹,敌意,焦虑,烦躁不安,情绪低落,心率增加,食欲增加	肺部疾病(吸烟者),心血管疾病,患癌症和其他健康问题的风险增加
可卡因,甲基苯丙胺和苯丙胺类兴奋剂	瞳孔散大,血压和心率增加,兴奋,欣快,多动,语速快,思维奔逸,思维混乱,偏执,攻击性,古怪,暴力	疲劳,食欲增加,沮丧,易激惹 **注意自杀想法**	高血压,脑血管意外(CAVs)风险增加,心律失常,心脏病,焦虑,抑郁
阿拉伯茶	警觉,欣快,轻度兴奋	无精打采,情绪低落,易激惹	阿拉伯茶使用者常花费大量时间咀嚼茶叶;便秘,患精神卫生问题如精神病的风险增加
大麻	瞳孔正常,结膜呈红色,反应延迟,欣快,放松	情绪低落或波动,焦虑,易激惹,睡眠紊乱(可能没有明显的可观察到的特征)	精神卫生问题风险增加,例如焦虑,偏执和精神病;缺乏动力,注意力难集中,血管痉挛导致的心肌梗死和卒中风险增加
曲马多	阿片类效应(镇静,欣快等)随后出现兴奋剂效应(兴奋,高剂量时痫样发作)	主要是阿片类戒断效应,也有5-羟色胺去甲肾上腺素再摄取抑制剂(SNRI)戒断症状(情绪低落,无精打采)	阿片类依赖,痫样发作风险,睡眠紊乱
挥发性溶剂	头晕,定性障碍,欣快,眩晕,心境高涨,幻觉,妄想,共济失调,视力障碍,抗焦虑,镇静	痫样发作易感性增加	认知功能减退和痴呆,外周神经病,其他神经病后遗症,心律失常风险增加导致猝死
致幻剂	心率、血压、体温升高,食欲下降,恶心,呕吐,运动失调,瞳孔散大,幻觉	无证据	急性或慢性精神病发作,在停止使用药物很久之后再现和再体验药物效应
摇头丸	自信心、同理心、理解力增强,亲密感、交流、欣快、能量感增强	恶心,肌肉强直,头痛,食欲减退,视力模糊,口干,失眠,焦虑,抑郁,疲劳,注意力难集中	神经毒性,导致行为和生理后果,抑郁

①

来诊者是否使用物质?

询问烟、酒和精神兴奋处方药的使用情况。根据情况和描述,考虑询问大麻和其他物质的使用情况

临床提示
在询问用药史时,询问:

» 如何开始物质使用的?

» 什么时候开始的?

» 在那段时间,他们人生中发生了什么?

» 他们的家庭或社交圈内有没有人使用物质?

» 有没有尝试减少物质使用?为什么? 发生了什么?

否 **是**

» 强调不使用精神活性物质的健康益处

» **模块结束**

②

**是否存在物质有害使用?
对每种使用的物质评估**

A **使用的频率和数量**(提示: 问"平均一周有几天使用这种物质? 每天用多少? ")

B **有害行为**(提示: 问"物质使用给你造成任何问题吗? ")

— 外伤和事故

— 毒驾

— 药物注射,共用针头,重复使用针头

— 因物质使用导致的人际关系问题

— 物质使用后进行有风险的或事后后悔的性行为

— 法律和经济问题

— 不能负责地照顾孩子

— 对他人使用暴力

— 学习、工作中表现差

— 在受期望的社会角色中表现差(如育儿)

否 **是**

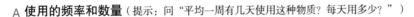

记住回答用于后续评估

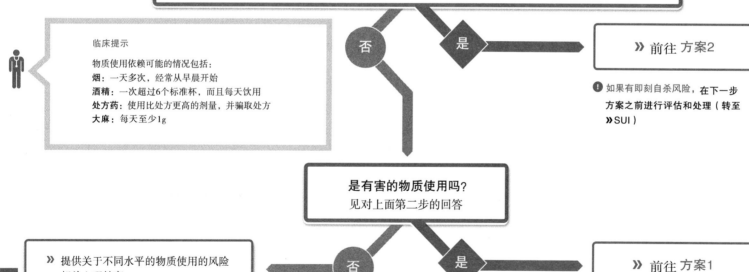

③

有没有依赖的可能？

对每一种使用过的物质询问是否有以下依赖的特征：

— 高频率的物质使用

— 想使用物质的**强烈的渴求**或冲动

— 尽管知道风险和不良后果，仍难以**自我控制**使用物质

— 使用的**耐受性**增加和停止后的**戒断症状**增加

临床提示

物质使用依赖可能的情况包括：

烟：一天多次，经常从早晨开始

酒精：一次超过6个标准杯，而且每天饮用

处方药：使用比处方更高的剂量，并骗取处方

大麻：每天至少1g

否　　是

»前往 方案2

❗ 如果有即刻自杀风险，在下一步
方案之前进行评估和处理（转至
»SUI）

是有害的物质使用吗？
见对上面第二步的回答

否　　是

» 提供关于不同水平的物质使用的风险
相关心理教育

» 模块结束

»前往 方案1

❗ 如果有即刻自杀风险，在下一步
方案之前进行评估和处理（转至
»SUI）

SUB 2 》 处理

方案
①

有害使用

>> **提供心理教育**，并强调物质使用的量/模式正在对身体造成损害

>> 探究来诊者物质使用的动机。使用**动机性访谈** [见简要心理社会干预—动机性访谈（2.2）]

>> 建议完全停止物质使用或在无害水平使用，如果有无害使用水平的话。说出你支持对方这样做
询问他们是否已经准备好做出这样的改变

>> 探究减少或停止使用的策略（2.3）和减少伤害的策略（2.5）

>> 明确食物、住房和就业需求

>> 随访

>> 如果对方是青少年 、育龄妇女、孕妇或哺乳期妇女 ，见特殊人群

如果来诊者有阿片类依赖：

» 维持治疗往往比脱毒治疗更有效

» 评估依赖的严重性，如果合适的话，提供或推荐来诊者在脱毒后接受阿片受体激动剂维持治疗，也就是众所周知的阿片类替代治疗（OST），前往方案5（阿片受体激动剂维持治疗）

» 在其余情况下，如有必要，安排有计划的脱毒。前往方案4（阿片类戒断）

如果来诊者有苯二氮䓬类药物依赖：

» 突然停药可能会导致痫样发作和谵妄。考虑在监督配药的情况下逐渐减少苯二氮䓬类药物的剂量，或住院更快减量。前往方案6（苯二氮䓬类药物戒断）

如果来诊者有酒精依赖：

» 突然停止饮酒可能会导致痫样发作和谵妄。但是如果对方有意愿停止饮酒，可鼓励这样做。决定停止酒精使用的适当环境，如果必要的话，安排住院脱毒。前往方案3（酒精戒断）

» 建议口服硫胺素，每天100mg 💊

» 考虑用药物预防酒精依赖导致的复饮；药物包括：阿坎酸，纳曲酮和双硫仑。巴氯芬也可以使用，但是由于它的镇静作用和滥用风险，最好听从专科医师建议。使用这些药物后，有效的反应是酒精使用的量和频率都减少，也可能完全戒断。转至表1 💊

对于所有其他物质使用：

» 建议完全停止物质使用。用言语表达你愿意支持他这样做。询问他们是否已经准备好这样做

» 探究减少或停止使用的策略和减少伤害的策略

» 如果有可能，考虑转介同伴互助小组或康复/入住治疗性社区

» 注意来诊者的饮食、住房和就业需求

» 理想情况是在戒断2~3周之后，评估和治疗任何躯体和心理健康共病；有些问题会随着戒断消失

对所有的病例：

» 提供心理教育 👥

» 如果需要的话在合适的住院机构安排脱毒服务或治疗。如必要，治疗戒断症状

» 采用动机性访谈进行简要干预，鼓励对方积极投入物质依赖的治疗

» 如果他们对最初的简要干预没反应，针对对方持续存在的与物质使用有关的问题考虑进行长期的心理社会治疗。针对物质使用障碍的循证心理治疗包括6~12周或更长的结构化的个体和团体方案，以及使用如认知行为治疗、动机增强治疗、行为列联管理治疗、社区强化方案和家庭治疗等技术。循证的社会支持方法包括就业和住房支持 💊

方案

3

酒精戒断

>> 尽可能提供一个安静的没有刺激的环境，白天光线充足，夜间照明充足，以防止对方在夜间醒来摔倒

>> 保证充足的液体摄入和所需的电解质，例如钾和镁

>> **注意脱水问题**：注意体内含水量要充分，如果需要可静脉补液，鼓励口服补水。务必在给葡萄糖之前先给硫胺素（维生素B_1），以防止突发Wernicke脑病

>> **药物干预：**

在合适的时候治疗酒精戒断症状。在按计划脱毒情况下，用地西泮预防戒断症状。地西泮治疗的剂量和持续时间依戒断症状的严重程度而定

— 给地西泮初始剂量最高每天40mg（10mg，每天4次或20mg，每天2次）口服3~7天。随着症状改善逐渐较少用药剂量和/或频率。密切监测，因为每人对该药的反应不同

— 在**医疗机构**中，如果必要，经常评估对方的戒断症状和精神状况，此时地西泮可更频繁使用（如每小时一次），日剂量也可以更高，前3天口服最高可达每天120mg

— 对于**肝功能受损者**（例如对方有肝脏疾病的体征或是老年人），初始一次低剂量口服5~10mg，因为苯二氮䓬类药物对这类人群的作用时间更长。或者可用短效的苯二氮䓬类如奥沙西泮替代地西泮进行治疗。见表1

— ❗ **注意**

首次使用或增加苯二氮䓬类剂量时要注意，因为可能引起呼吸抑制。
要注意有呼吸系统疾病和/或肝性脑病的患者

预防和治疗Wernicke脑病：

>> 慢性重度酒精使用者有发生Wernicke脑病的风险，这是一种硫胺素缺乏综合征，特征为意识模糊，眼球震颤，眼肌麻痹（眼球运动障碍），共济失调（不协调运动）

>> 为了预防该综合征，具有慢性酒精使用史的人都应给予硫胺素（维生素B_1）每天100mg口服。给葡萄糖之前先给予硫胺素以防止突发Wernicke脑病

临床提示

计划戒酒时，评估发生严重戒断的风险

询问：

>> 过去是否有过严重的酒精戒断症状，包括痫样发作或谵妄？

>> 有其他严重的躯体或精神问题吗？

>> 在最后一次饮酒后6小时内是否出现严重戒断症状？

>> 是否有过门诊戒酒失败的经历？

>> 是否无家可归或者没有任何社会支持？

如果风险较高，住院戒酒比门诊戒酒更好

临床提示

适用于处理所有戒断的一般原则：

» 保持不脱水

» 当戒断症状出现时给予相应处理，如恶心时予以止吐药，疼痛时予以止痛药，失眠时予以轻型镇静剂

» 如果患者有意愿，允许他们离开治疗机构

» 脱毒之后继续治疗和支持

» 抑郁症状可能发生在中毒后、戒断过程中、戒断后，患者既往也可能有抑郁症。警惕自杀风险

» 不论在哪里脱毒，都要向所有成功脱毒的人继续提供治疗，并予以支持和监督

方案

4

阿片类戒断

» **❶** 在着手戒断阿片类前给予警告，尤其是对曾注射阿片类的人。当决定开始戒断阿片类时，告知对方可能出现的症状和持续时间。例如，戒断会导致对阿片类的耐受性降低。这意味着如果对方按照往常的剂量再用阿片类的话，发生药物过量的风险会增加。由于这些风险，戒断最好是在住院康复机构或加入心理社会支持项目有计划地进行。对方也可以选择采用美沙酮或丁丙诺啡进行阿片类替代治疗，见阿片受体激动剂维持治疗部分（方案5），然后选择以下药物之一进行治疗：

» **丁丙诺啡：**丁丙诺啡进行戒断治疗的舌下含服剂量范围为4~16mg/d，维持3~14天。非常重要的是，在开始丁丙诺啡治疗之前，要等到阿片类戒断症状和体征明显出现（至少使用最后一剂海洛因8个小时后，美沙酮24～48小时后）再开始用药，否则丁丙诺啡会有促发戒断综合征的风险。如果患者使用其他镇静药物，需要谨慎处理

» **美沙酮：**口服初始剂量为15~20mg/d，必要时可加至30mg/d，在此后的3~10天内逐渐减少剂量至完全停止。如果患者使用其他镇静药物，需要谨慎处理

» **可乐定或洛非西定：**如果没有阿片类替代药物，可使用可乐定或洛非西定来控制某些阿片类药物戒断症状，即过度警觉。剂量是根据体重每次0.1~0.15mg，每天3次口服。可有头晕目眩和镇静作用。密切监测血压。也要治疗其他戒断症状，如予以止吐药治疗恶心，用简单的止痛药止痛，予以较轻的镇静剂治疗失眠

» **吗啡硫酸盐：**初始剂量10~20mg，需要时额外增加10mg。可有镇静和呼吸抑制，可能会威胁生命。长期使用可能会导致依赖。详细信息见表1

方案

5

阿片受体激动剂维持治疗

» 阿片受体激动剂维持治疗需要建立完备的全国监管体系。其特征是开具长效阿片受体激动剂（或部分激动剂），如美沙酮或丁丙诺啡，一般一日一开，有监管。有充分证据显示激动剂如美沙酮和丁丙诺啡维持治疗可有效减少非法药物使用、降低死亡率、减少艾滋病病毒传播和犯罪行为，并提高躯体健康，心理健康和社会功能

» **监督**：阿片受体激动剂维持治疗中使用的药物存在滥用和挪用的可能性，所以，治疗时需要使用多种方法，包括监督使用等以限制挪用风险

» 更多细节见**表1**

方案

6

苯二氮䓬类戒断

» 苯二氮䓬类药物戒断的处理可以使用长效苯二氮䓬类药物，在8~12周时间内逐渐减量，同时配合心理社会支持。只有在医院或戒毒机构的住院病人，才可能快速减量

» 如果严重的、不受控的苯二氮䓬类药物戒断持续进展，或由于突然的、未经计划的停用而发生，咨询专家或其他现有的人员资源，立刻给予高剂量苯二氮䓬类药物镇静，然后送住院。注意不要无监管分发苯二氮䓬类药物给未知的病人

心理社会干预

2.1 心理教育

» 物质使用所致障碍是可以有效治疗的,个体可以并且确实获得改善。

» 讨论物质使用可能会让许多人感到尴尬或羞耻。与对方讨论物质使用时尽量采用非评判性的方法。当他们感到被评判时会更放不开与你交谈。尽量不要对任何回应表现出惊讶。

» 自信地交流可能停止或减少有风险的或有害的酒精使用,如果他/她想更深入地谈这个问题,鼓励他们复诊。

» 如果是他们自己做的决定,停止或减少物质使用的成功率更高。

2.2 动机性访谈(简要干预)

» 采用动机性访谈进行简要干预是指用非评判性方式讨论物质使用的一种方法。它鼓励对方去反思自己的物质使用选择。可以作为讨论有物质使用风险的简要谈话的一部分。也可以作为更长讨论的一部分,分几次进行,解决物质使用的依赖模式;这被称为动机增强治疗。

　　重要的是,这个过程的所有要素都应该贯穿在讨论中:表达同理心,建立信任氛围,同时也要指出他们叙事中的矛盾,并质疑错误的观念。避免与对方争论。他们应感受到医生是在支持他们而不是批评他们。如果对方当时没办法承诺结束有害物质使用,讨论为什么会这样,而不是强迫对方说医生期望的事情。

» **更深入讨论的技巧**:

1. 不管对方有没有形成**有害使用**或**依赖**,以及他们可能体验到的危害或对其他人的伤害,给他们提供关于他们的物质使用模式相关风险的个性化**反馈**。

2. 通过询问他们对自己的物质使用有多担忧,鼓励对方对自己的物质使用选择**负责**,还有对是否寻求帮助的选择负责。

3. 询问对方**物质使用的原因**,包括他们对其他问题如精神卫生问题或特殊应激源的回应,和他们觉得使用物质的获益,即便是短时间的。

4. 询问他们觉得物质使用的积极**后果**和消极**后果**是什么,如果必要的话,指出任何可能的夸大好处和对风险/损害的轻描淡写。

5. 询问对方的**人生目标**,物质使用是帮助还是阻止他们实现这个目标。

6. 根据他们对物质使用的陈述、起因、后果和个人目标进行**讨论**,探究物质使用后果和个人目标之间的明显矛盾。

7. 根据现实目标**讨论**改变的**可能性**,尝试找到一个双方都认为可行的方案。

8. 告诉他们你对他们在生活中做出积极改变有信心,**支持他们进行改变**。给他们提供下一步需要的信息(进一步的回顾、脱毒、心理社会支持等),以及提供一些对方可以带回家的材料。

» **提问示例**。通过询问以下问题来非评判性地引导他们说出自己对物质使用的想法:

1. 使用物质的原因。[问:"你有没有考虑过为什么会使用(这种物质)?"]

2. 他们是怎么看待使用物质的益处的。[问:"(物质)对你有什么帮助?它有没有引起什么问题?"]

3. 他们是怎么看待使用物质造成的实际的和潜在的危害的。[问:"使用(物质)对你产生了什么危害吗?你可以预见到它在未来产生的危害吗?"]

4. 对对方来说,什么是最重要的?(问:"在你人生中最重要的是什么?")

2.3　减少和停止使用的策略

减少和停止物质使用的步骤：

如果对方对减少物质使用感兴趣，按照以下的步骤与他们讨论。

» 寻找物质使用的诱发因素和避免方式。例如人们喝酒的酒吧或他们曾获得药物的场所。

» 寻找物质使用的情感线索和应对方法（如人际关系问题、工作上的困难等）。

» 鼓励对方不要在家里存放物质。

2.4　互助组织

» **互助组织**例如匿名戒酒协会、匿名戒毒协会或智慧复元可以帮助有物质使用所致障碍的人。他们可以在非评判性的环境下提供信息、有组织的活动和同伴支持。寻找当地存在的互助组织。

2.5　预防物质使用所致伤害和治疗相关状况的策略

» 鼓励对方做风险较小的行为：
— 建议不要在中毒后驾车。
— 如果对方使用阿片类药物，给家人提供纳洛酮肌注液或鼻腔喷雾剂，可以让家人在他药物过量等待帮助时或去医院路上使用。

如果对方注射药物：

» 告知对方静脉注射药物的风险，包括：感染 HIV/ 艾滋病、乙肝或丙肝的高风险，可能导致皮肤感染诱发败血症，心内膜炎，脊髓胀肿，脑膜炎，甚至死亡。

» 考虑到对方可能不会马上停止注射药物。提供风险较小的注射方法信息。强调每次注射都要使用无菌的注射器和针头，绝对不要和他人共用注射设备。

» 提供关于注射器和针头交换项目或其他来源的无菌注射设备的信息。

» 鼓励和提供至少每年一次检测血液传播的病毒性疾病，包括 HIV/ 艾滋病，乙肝和丙肝。
— 鼓励接种乙肝疫苗
— 确保使用避孕套
— 确保病人得到 HIV/ 艾滋病和肝炎的治疗

并发症的治疗

» 给物质使用所致障碍者设置低门槛筛查结核。

» 考虑性传播疾病的调查和治疗。

2.6　对照料者的支持

» 与来诊者的家庭和 / 或照料者讨论物质使用所致障碍对家庭其他成员的影响，包括儿童。

» 提供药物使用所致障碍相关信息和教育。

» 对他们的个人、社会和精神卫生需求进行评估。治疗任何重大精神卫生障碍。

» 告知并帮助他们获得针对家庭和照料者的支持组织（如果有的话）和其他社会资源的支持。

临床提示

适用于处理所有戒断的一般原则

» 注射药物的人感染 HIV/ 艾滋病和肝炎的风险很高，尤其是不使用无菌注射设备或为了获得药物进行不安全的性行为的人；一旦感染，他们的预后也更差。HIV 感染 / 艾滋病也会增加感染结核的风险；活动期结核是引起 HIV 感染 / 艾滋病患者死亡的主要原因。饮酒或吸毒严重的人也会增加结核感染的风险。因此，一个普遍的现象是一个人使用毒品特别是静脉注射海洛因，同时感染结核、HIV/ 艾滋病和肝炎。

» 治疗酒精和药物使用的服务机构应定期检查注射药物者是否有 HIV 感染 / 艾滋病和肝炎。如果出现咳嗽，发热，夜间盗汗或体重减轻应该高度怀疑结核。

» 治疗 HIV 感染 / 艾滋病和结核需要每天服药，所以每一天都很重要。直接观察治疗可以提高治疗依从性。如果患者同时有阿片类依赖，同时同地每天观察美沙酮或丁丙诺啡治疗可以进一步提高治疗依从性。

» 肝炎治疗是每天或每周进行。应建议乙肝或丙肝病人完全戒酒。

特殊人群

青少年 👬

如何评估青少年:

» 澄清卫生服务讨论的保密性,包括在什么情况下,告诉父母或照料者有关信息。

» 询问青少年生活中还发生什么事情?找出对青少年来说最重要的事情。记住青少年可能不能完全清楚地表达困扰自己的事情。

» 在以下方面采取开放式提问有助于获取信息:家庭、学习、工作、饮食、活动、药物、酒、性、安全、自杀/抑郁。预留充足的时间讨论。也要评估其他重大的精神卫生状况。如果发现其他重大状况,见 »CMH。

对青少年的心理教育:

» 向青少年及其父母提供关于酒精和其他物质使用对个人健康和社会功能影响的资料。

» 鼓励改变青少年的环境和活动,而不是直接把青少年的行为作为"问题"来关注。例如鼓励青少年参加学校或工作场所的活动和丰富生活的其他活动。鼓励青少年参加一些既安全、增加技能,又可以为社区做贡献的集体活动。非常重要的一点是,青少年所参加的活动应该是他们感兴趣的。

» 鼓励父母和/或照料者了解青少年在什么地方,和谁在一起,在做什么,何时回家,同时要求青少年对自己的行为负责。

育龄期、孕期、哺乳期妇女 👩

酒精使用

» 建议**孕妇或准备怀孕的妇女完全戒酒**。

» 告知孕妇,在孕早期即使非常少量的饮酒也会对发育中的胎儿造成危害,大量饮酒则会造成严重的发育问题,即胎儿酒精综合征。

» 建议**哺乳期的妇女完全戒酒**。

» 说明纯母乳喂养的好处(特别在前6个月),如果母亲继续饮酒,则需要建议她控制酒量,同时最大限度地减少母乳中的酒精含量,如在哺乳后饮酒;直到血液中的酒精水平降至零才再次哺乳(代谢每个标准杯饮酒量大约需要2小时,如饮用2个标准杯酒精饮料,就需要4小时才能代谢完),或者挤出母乳喂养。

❗ 注意

如果有条件,需向所有使用有害物质的母亲及婴幼儿提供社会支持服务,包括就医过程中额外的产后探望、育儿培训和儿童护理。

酒精使用

» 询问月经周期,告知药物使用会干扰月经周期,有时候会产生不可能怀孕的假象。

» 讨论有害物质对胎儿发育的毒害作用,保证妇女可获得有效的避孕措施。

» 建议、支持**怀孕妇女停止使用所有有害物质**。建议阿片类依赖的孕期妇女服用阿片受体激动剂如美沙酮。

» 筛查母亲有药物使用障碍的婴儿是否存在戒断综合征(也称为新生儿撤药综合征)。因母亲使用阿片类药物引起的新生儿撤药综合征,应予以低剂量的阿片类药物(如吗啡)或巴比妥类药物。详细信息请参阅《孕期物质使用和物质使用所致障碍的识别和管理指南》。下载地址:http://apps.who.int/iris/bitstream/10665/107130/1/9789241548731_eng.pdf.

» 建议、支持**哺乳期妇女停止使用任何有害物质**。

» 建议和支持患有物质使用所致障碍的母亲至少在产后最初的6个月内纯母乳喂养,除非专科医师建议不要哺乳。

药物干预 ⊞

表 1　用药表

分类 / 适应证	药物	剂量	副作用	禁忌证 / 注意事项
苯二氮䓬类药物 治疗酒精戒断，兴奋剂中毒和精神病	地西泮	每两小时给 10~20mg 治疗酒精戒断或兴奋剂中毒可观测的症状，直至症状消失，或者对方轻微镇静下来。门诊病人剂量更低(最高 10mg，每天 4 次)	镇静和呼吸抑制可能危及生命。长期使用可导致依赖	❌ 不要用于镇静状态下的人。注意和其他镇静药物的联合使用。病人不应开车。有严重肝脏疾病的人药效时间会延长。监管药物以减少挪用的风险(将药物卖给其他人)
阿片类受体拮抗剂 治疗阿片类过量	纳洛酮	0.4~2mg 静脉注射、肌注、皮下或鼻内给药。如需要可重复给药	可能导致不舒服或戒断症状	
维生素 治疗和预防 Wernicke 脑病	硫胺素 (维生素 B₁)	每天 100mg，口服 5 天，预防 Wernicke 脑病 100~500mg 静注或肌注，每天 2~3 次，共 3~5 天，治疗 Wernicke 脑病		
阿片受体激动剂 治疗阿片类戒断和依赖	美沙酮	**阿片类戒断**:美沙酮初始剂量 20mg，如果需要的话 4 小时后补充 5~10mg **阿片类维持治疗**:初始剂量 10~20mg，如果需要的话补充 10mg。每隔几天增加日剂量 5~10mg，直到来诊者感觉不到阿片类戒断并不再使用违禁阿片类药物。维持下去直到准备好停止阿片受体激动剂治疗	镇静，意识模糊，恶心，呕吐，便秘，可能有激素变化，性欲减退，心电图改变如 QT 间期延长，或心动过缓，低血压，呼吸抑制	有心脏或呼吸系统疾病的人慎用
	丁丙诺啡	初始剂量 4~8mg，如果需要的话每天增加 4~8mg，直到来诊者感觉不到阿片类戒断并不再使用违禁阿片类药物。维持下去直到准备好停止阿片受体激动剂治疗	镇静，头晕，共济失调，恶心，呕吐，便秘，呼吸抑制	— 有充血性心力衰竭,呼吸疾病或肝脏疾病的人慎用 — 有滥用的可能 — 突然中断可能会导致戒断症状
	吗啡硫酸盐	初始剂量 1 020mg，如果需要的话额外补充 10mg	可能会有威胁生命的镇静和呼吸抑制。长期使用可导致依赖	❌ 不要用于镇静状态下的人。注意和其他镇静药物的联合使用。病人不应开车。监管药物减少挪用的风险。视情况，门诊病人每天一次给予长效激动剂如美沙酮或丁丙诺啡

分类/适应证	药物	剂量	副作用	禁忌证/注意事项
α 肾上腺素受体激动剂 治疗阿片类戒断	可乐定	**初始剂量** 0.1mg,每天 2~3 次,在可耐受范围内逐渐增加分次剂量来控制戒断症状,最高每天 1mg	镇静,头晕,头昏,头痛,恶心/呕吐,口干,便秘,性功能障碍,抑郁,激越,**低血压,心动过速,窦性心动过缓,房室传导阻滞**	有心脏、脑血管和肝脏疾病者慎用。有肾脏疾病者使用低剂量。注意滥用的可能性。**密切监测生命体征** ❌ **不要突然停药**,因为戒断可引起反弹性高血压。怀孕期或哺乳期妇女禁用 🈲
	洛非西定	**初始剂量** 0.4~0.6mg,每天 2 次。如需要每天增加 0.4~0.8mg。最高单剂量 0.8mg。每天最高剂量 2.4mg(分 2~4 次)	镇静,头晕,**低血压,心电图改变如 QT 间期延长和窦性心动过缓**	有心脏、脑血管和肝脏疾病者慎用。有 QT 间期延长综合征、代谢紊乱或在服用其他 QT 间期延长药物者禁用 **密切监测生命体征** ❌ **不要突然停药**,因为戒断可引起反弹性高血压
防止酒精依赖复饮的药物 抑制饮酒的冲动	阿坎酸	**初始剂量**为 333mg/片,每次 2 片口服,每天 3 次,服用 12 个月。对于体重低于 60kg者,可将剂量减至每次 2 片、每天 2 次	腹泻,胀气,恶心/呕吐,腹痛,焦虑,抑郁,自杀倾向,瘙痒。偶有斑丘疹,大疱性皮肤反应罕见	中度肾脏疾病者,给予低剂量,333mg 口服,每天 3 次 ❌ **严重肾脏疾病和肝脏疾病是禁忌证**
	纳曲酮	**初始剂量**为每天 50mg,用 6~12 个月。阿片类依赖患者需保证在过去 7 天内没有使用过阿片类药物(例如使用过一剂纳洛酮)	镇静,头晕,恶心/呕吐,腹痛,失眠,焦虑,能量减退,关节和肌肉疼痛。因为肝毒性风险,监测肝功能	最后一次使用纳曲酮 24 小时后使用阿片类药物的患者有**致死性过量**的风险,因为拮抗剂效应的快速消失 ❌ **不要用于肝功能衰竭或急性肝炎患者**
	戒酒硫	**初始剂量**每天 200~400mg	困倦,头晕,头痛,脸红,出汗,口干,恶心/呕吐,震颤,身体腐臭味,性功能障碍。偶尔会有**精神病性反应、过敏性皮炎、外周神经炎或肝细胞损伤**。严重反应可以导致**意识模糊,心血管性虚脱和死亡**	三环抗抑郁药(TCAs),单胺氧化酶抑制剂(MAOIs),抗精神病药,血管扩张药,和 α 或 β 肾上腺素受体拮抗剂可能导致戒酒硫-酒精反应更加严重。在服用戒酒硫后,对酒精的敏化作用可持续 6~14 天,即便是小剂量 ❌ **不要饮酒**,因为反应可能危机生命或致死性的 ❌ **不要用于怀孕期或哺乳期妇女** 🈲 ❌ **禁忌证**是高血压,有心脏、肝脏、肾脏疾病者,心脑血管意外史,精神病,冲动或有**自杀风险者**

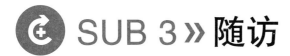 **SUB 3 》随访**

1

评估改善程度

联系频次建议

》 **有害使用**：一个月随访一次。
　　之后按需随访

》 **依赖**：在最开始的两周每周随访
　　几次，随后第一个月每周一次。
　　一旦改善，将频率降低至每月
　　一次，之后按需随访

每次随访时，评估：

》 物质使用的量和频率，心理健康，躯体健康，风险和保护因素
　（如人际关系、住房、工作等）

》 询问导致物质使用的因素和物质使用的后果

正在进行的物质使用

》 制订策略以减少损害
》 治疗健康问题
》 制订策略以减少使用
》 如果来诊者同意，安排脱毒或维持治疗
》 进行频繁回顾和上门帮助

最近停止使用或转为无害性使用

》 考虑用尿检来证明戒断
》 给予积极反馈来鼓励维持戒断/无害使用
》 治疗其他躯体问题
》 考虑使用预防酒精和阿片类依赖复发的药物
》 考虑通过心理社会治疗和互助小组预防复发
》 考虑通过支持性因素如家庭和工作，减少
　 复发风险

长时间戒断或无害使用

》 考虑用偶尔的尿检证明不再使用
》 提供正面反馈
》 考虑通过支持性因素如家庭和工作，减少复发
　 风险
》 治疗其他躯体问题
》 鼓励参加互助小组
》 降低随访频率

专栏2　慢性物质使用的体征和需要考虑的检查

慢性,重度饮酒的体征:

» **肝脏疾病:**寻找黄疸样(黄色)皮肤和眼睛,可触及的柔软的肝脏边缘(在早期肝病中),腹水(膨胀的腹部充满液体),蜘蛛痣(像蜘蛛一样的血管可见于皮肤表面),和精神状态改变(肝性脑病)。

» **小脑损害:**是否有平衡、行走、协调运动和眼球震颤的问题。

» **需要考虑的检查:**

— 肝酶:提示肝脏疾病的肝酶和氨水平升高。

— 全血计数:是否有巨红细胞性贫血和血小板减少。

慢性药物使用的体征:

» 自我照料困难,牙齿不齐,皮肤感染寄生虫如虱子或疥疮,营养不良。

» 注射的痕迹:寻找手臂或腿上注射部位,新旧痕迹均可见。询问对方在哪里注射的,检查注射点,确保没有局部感染的症状。

» 常见的注射药物引起的并发症:注射药物的人有高风险感染HIV/艾滋病,乙肝和丙肝,以及结核。注射部位皮肤感染高风险。在某些病人中皮肤感染可通过血液扩散,引发败血症、心内膜炎、脊髓脓肿、脑膜炎,甚至死亡。

» 要考虑的检查:

— 药物尿检筛查:对于急诊病例,无论是怀疑中毒,戒断还是过量都应该进行尿检筛查,尤其是当来诊者无法说明自己服用了什么的时候。

— 如果对方注射了药物,则做血清学检测血液传播病毒、HIV/艾滋病、乙肝和丙肝等。

— 如果对方有未保护的性行为,检查性传播感染,包括 HIV、梅毒、衣原体、淋病和人类乳头状瘤病毒(HPV)。

— 如果怀疑肺结核,获得结核杆菌测试、痰液样本和胸部 X 线片。寻找慢性排痰性咳嗽、发烧、发冷、体重下降等症状和体征。

第九章　自伤/自杀

　　自杀是一种故意杀死自己的行为。自伤则是一种更宽泛的术语，是指故意给自己下毒或伤害自己，未必有致死的意图或结局。任何 10 岁以上体验到下列任一种情况的人士，应问及他们上个月关于自伤的想法或计划，以及过去 1 年的自伤行为：

>> 任何精神、神经及物质使用障碍（MNS）。见总表（>> MC）

>> 慢性疼痛

>> 急性情绪困扰

　　根据需要进行初步及定期评估，比如自伤的想法，计划和行为。了解他们的精神状态和情绪困扰。

临床提示

询问自伤情况并不会引发自伤行为。询问能减少与自伤想法或行为相伴的焦虑感，也可以让他们觉得得到理解。不过，在询问自伤问题之前，最好和他们先建立起良好的关系，然后请他们讲述自伤的原因。

SUI » 快速概览

评估

» 评估他们是否企图采取医疗上严重的自伤行为

» 评估即刻自伤/自杀风险

» 评估任何重大MNS障碍

» 评估慢性疼痛

» 评估情绪障碍的严重程度

处理

» 处理方案
  1. 医疗上严重的自伤行为
  2. 即刻自伤/自杀风险
  3. 自伤/自杀风险

» 一般处理与心理社会干预

随访

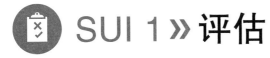

SUI 1 » 评估

如果出现下述情形之一，则评估自伤/自杀的可能性：

- 极度的无望感和绝望，当前或曾经的自伤自杀观念/计划/行为，有中毒迹象的自伤行为，自伤出血，意识丧失和/或极度嗜睡

- 任何重大MNS障碍，慢性疼痛或者极度的情绪困扰

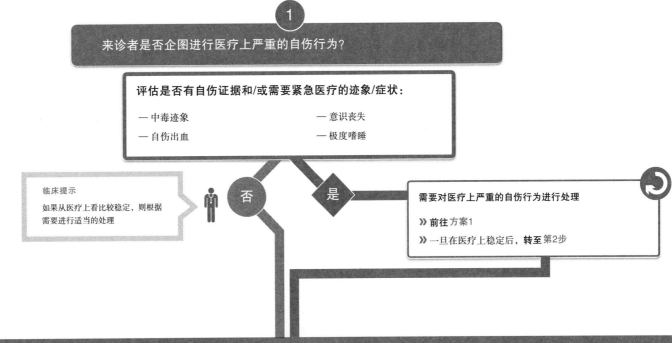

1

来诊者是否企图进行医疗上严重的自伤行为？

评估是否有自伤证据和/或需要紧急医疗的迹象/症状：

— 中毒迹象   — 意识丧失

— 自伤出血   — 极度嗜睡

临床提示

如果从医疗上看比较稳定，则根据需要进行适当的处理

否

是

需要对医疗上严重的自伤行为进行处理

》前往方案1

》一旦在医疗上稳定后，转至第2步

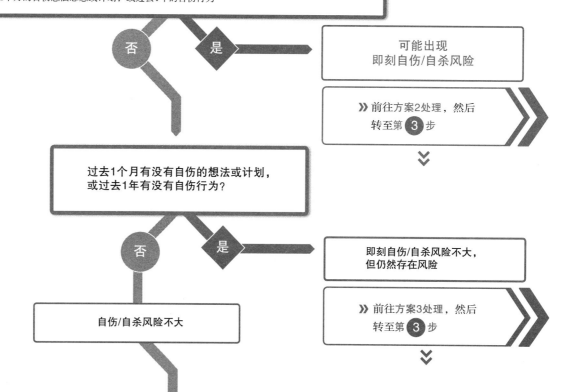

2

是否有即刻自伤/自杀的即刻风险?

询问来诊者和照料者是否有以下任何一种可能:

— 当下的自伤/自杀的想法或计划

— 假如来诊者现在**极度激动**，有暴力行为，苦恼很痛苦或缺乏沟通，则关注询问他/她过去
   1个月的自伤想法思想或计划，或过去1年的自伤行为

否   是

可能出现
即刻自伤/自杀风险

》前往方案2处理，然后
转至第 **3** 步

过去1个月有没有自伤的想法或计划，
或过去1年有没有自伤行为?

否   是

即刻自伤/自杀风险不大，
但仍然存在风险

》前往方案3处理，然后
转至第 **3** 步

自伤/自杀风险不大

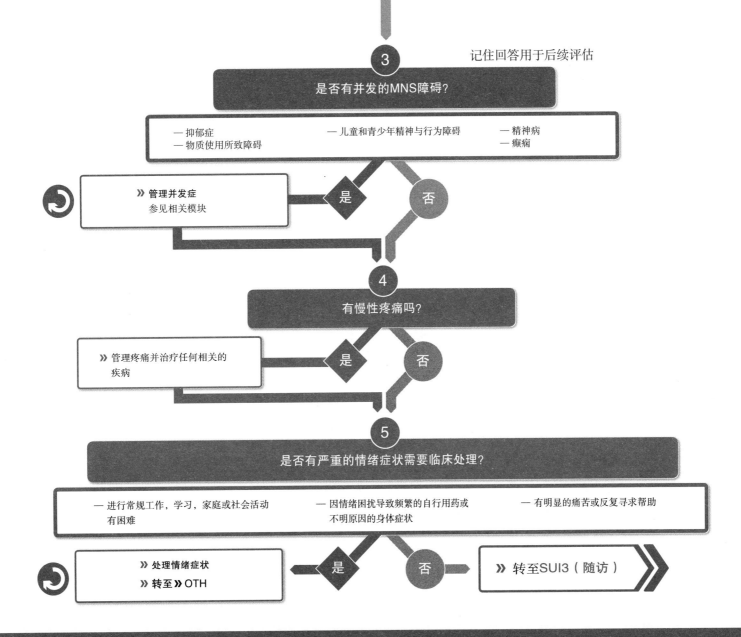

3 记住回答用于后续评估

是否有并发的MNS障碍？

— 抑郁症   — 儿童和青少年精神与行为障碍 — 精神病
— 物质使用所致障碍   — 癫痫

» **管理并发症**
参见相关模块

是 否

4

有慢性疼痛吗？

» 管理疼痛并治疗任何相关的
疾病

是 否

5

是否有严重的情绪症状需要临床处理？

— 进行常规工作，学习，家庭或社会活动 — 因情绪困扰导致频繁的自行用药或 — 有明显的痛苦或反复寻求帮助
有困难   不明原因的身体症状

» **处理情绪症状**
» **转至** » OTH

是 否 » **转至SUI3（随访）**

SUI 2 » 处理

方案 **1**

医疗上严重的自伤行为

» **对于所有情况**：将他们置于安全和可获得支持的医疗卫生机构中

» ❌ **不要让来诊者独自一人**

» 临床处理伤口或中毒 🜂
如果存在急性农药中毒，请遵循"农药中毒处理"(2.1)

» 如果需要住院治疗，则继续监测，以防止自杀

» 照顾自伤者 (2.2)

» 提供并鼓励开展心理社会支持 (2.3) 👥

» 提供对照料者的支持 (2.4)

» 如果可能，咨询心理健康专家 👤

» 保持定期联系和随访 🜂

方案 **2**

即刻自伤/自杀风险

» 移除自伤/自杀的工具

» 创建一个安全和支持性环境；如果可能，在等待治疗时提供一个独立安静的房间

» ❌ **不要让来诊者独自一人**

» 监督和指派一名指定的工作人员或家庭成员，以确保自伤/自杀者在任何时候的人身安全

» 注意精神状态和情绪困扰

» 向来诊者及其照料者提供心理教育 (2.5) 👥

» 提供并鼓励开展心理社会支持 (2.3) 👥

» 提供对照料者的支持 (2.4)

» 如果可能，咨询心理健康专家 👤

» 保持定期联系和随访 🜂

方案 **3**

自伤/自杀风险

» 提供并鼓励开展心理社会支持 (2.3) 👥

» 如果可能，咨询心理健康专家 👤

» 保持定期联系和随访 🜂

2.1 处理农药中毒

» 如果医疗机构有最低限度的技能和资源，则采用 WHO 的"急性农药中毒临床处理"来进行治疗（https://www.who.int/mental_health/publications/9789241596732/en/）。

否则，将他们立即转送至有下列资源的医疗机构：

— 具备复苏以及评估农药中毒临床特征的相关知识和技能；

— 具备保持呼吸道通畅，特别是插管和支持呼吸直到可以连接呼吸机的相关知识和技能；

— 如果出现胆碱能中毒的迹象，有阿托品且能静脉滴注阿托品；

— 如果出现癫痫发作，有地西泮且能静脉滴注地西泮。

» 如果本人意识清楚，知情同意，并在中毒一小时内就医，则考虑给予活性碳。

» 不推荐强迫呕吐。

» ✖ 不要给予口服流质。

2.2 对自伤者的照顾

» 将自伤者安置在一个安全的、可获得支持的医疗卫生机构（✖不要让他们独处）。如果自伤者必须等待接受治疗，则为他提供一个能最大限度减少痛苦的环境。如果可能的话，提供一个单独的、安静的房间，由指定的工作人员或家庭成员对其全程看管和接触，以确保安全。

» 移除自伤／自杀的工具。

» 如果可能，咨询精神专科医师。

» 在有即刻危险期间，动员家人、朋友和其他有关的人，或者动员可利用的社区资源，对自伤者进行监测和提供支持。（请参见"提供并鼓励开展心理社会支持"）。(2.3)

» 对自伤者的照顾、尊重和隐私保护应当与对待其他人一样，还要对与自伤有关的痛苦情绪保持同情理解。

» 尽管心理社会评估通常是卫生工作者与自伤者一对一的访谈，以便了解私密的问题，但如果自伤者希望照料者支持，也可以把照料者纳入评估和治疗过程中来。

» 如果家庭成员／照料者需要，向他们提供情感支持。(2.4)

» 确保给予持续的医疗服务。

» 不推荐在综合医院的非精神科病房提供住院服务进行自伤干预。如果必须在综合（非精神专科）医院住院治疗自伤行为导致的躯体损害，需要密切监控自伤者，避免其在医院内出现进一步自伤。

» **如果使用处方药物：**

— 请参阅相关的用于药物干预处理并发症状的 mhGAP-IG 模块。

— 使用万一故意过量使用也危害性最小的药物。

— 开具短期处方（如每次仅开 1 周的药量）。

心理社会干预 👥

2.3 提供并鼓励心理社会支持

» **对来诊者的支持**

— 探讨活着的理由和方式。

— 通过鼓励他们谈论早前已经解决的问题，使其聚焦到自身的强项上。

— 如果有足够的人力资源，可考虑问题解决疗法来帮助过去一年中有过自伤行为的人。转至**基础服务与实践章节 »** ECP。

» **开展心理社会支持**

— 动员家人、朋友、有关的人和其他可利用的资源，确保在整个自伤/自杀危险持续时期给予密切的监控。

— 当某人有自伤/自杀的想法或者计划时，告知其本人及照料者限制接近用于自伤/自杀的工具（如农药和其他有毒物质，处方药，枪械等）。

— 利用现有的社区资源来优化社会支持。其中包括非正式的资源，如亲戚、朋友、熟人、同事和宗教领袖，或正式的社区资源，如危机中心和当地的精神卫生中心。

2.4 对照料者的支持

» 告知照料者及家庭成员，询问有关自杀的问题通常可以使想自杀者感到宽心，焦虑减轻，和被更好地理解。

» 想自伤者的照料者和家庭成员通常也承受巨大的压力。如果他们有需要，也应向他们提供情感支持。

» 告知照料者，即使想自伤/自杀者可能令他们感到受挫，仍要避免对其持有敌意或者严厉地指责。

2.5 心理教育

» **给来诊者和他们的照料者的关键信息**

— 一旦有自伤/自杀的想法，立即向可信赖的家庭成员，朋友或医疗保健提供者寻求帮助。

— 谈论自杀是可以的。谈论自杀本身不会激起自杀行为。

— 自杀是可以预防的。

— 发生自伤/自杀事件是严重情绪困扰的体现。自伤/自杀者没有看到可选之路或解决方案。因此，让他们立即得到对情绪问题的支持和压力的缓解是非常重要的。

— 应该从家中清除自伤的工具（如杀虫剂、枪械和药物）。

— 社会网络，包括家庭和相关人士，对提供社会支持至关重要。

⟳ SUI 3 ≫ 随访

1

评估改善程度

来诊者有改善吗?

联系频次建议

≫ 保持定期的联系（通过电话，家访，信件或联络卡），初期需要较频繁的联系（如最初2个月每天或每周一次）

≫ 只要自伤/自杀的风险仍然存在，就维持随访

是   否

≫ 情况改善时可减少联系

≫ **持续追踪2年**，根据改善的程度进一步减少联系的频率（如，最初2个月后改为每2～4周一次，第二年联系2次）

≫ 根据需要增加联系强度或持续时间

≫ 根据需要转至专科医师处

2

对自伤/自杀想法或计划的定期评估

≫ 在每次联系时，定期常规评估自杀念头和计划。是否有即刻自伤/自杀的风险? **参考SUI 1（评估）**

第十章　其他重要的精神健康状况

本模块旨在提供本指南其他内容中未包含的精神健康状况的基本管理和指导。这些状况中的一些内容可能与抑郁症相似，但进一步的检查会发现和本指南中其他内容包括的症状其实是不同的。

当这些其他精神健康状况损害日常功能或当人们因此寻求帮助时，他们就变得重要了。其他精神健康状态可能是压力导致的。

> **»** 此模块不应用于任何符合 mhGAP 的其他重大障碍（除了自伤的情况）。
> **»** 此模块只适用于明确排除抑郁症之后。
> **»** 此模块适用于帮助成人。如果对象是儿童或青少年，转至 **»**CMH。

OTH » 快速概览

评估

》 排除可以充分解释现有症状的躯体原因

》 排除抑郁或者其他MNS障碍

》 评估来诊者是否正在寻求帮助以减轻症状或者在日常功能方面存在很大的困难

》 评估来诊者是否处于极大的压力下

》 评估是否有即刻自伤/自杀风险

处理

》 处理方案

1. 其他重要的精神健康状况
2. 处于极大压力下人们的其他重要的精神健康状况

随访

OTH 1 » 评估

其他重要的精神健康状况的常见表现

- 感到极度疲倦、沮丧、易怒、焦虑或紧张
- 医学无法解释的躯体主诉（即躯体症状，没有已知的可充分解释该症状的躯体原因）

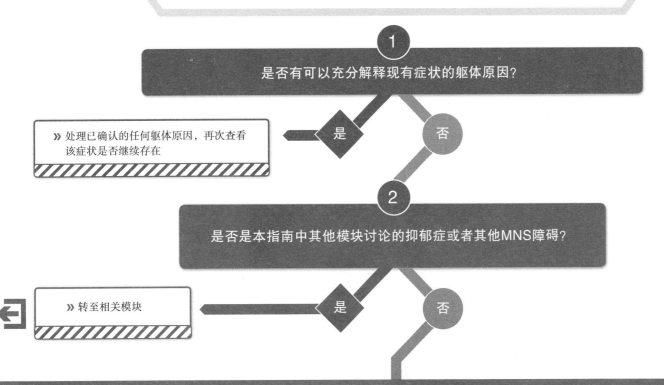

1

是否有可以充分解释现有症状的躯体原因？

是 → » 处理已确认的任何躯体原因，再次查看该症状是否继续存在

否

2

是否是本指南中其他模块讨论的抑郁症或者其他MNS障碍？

是 → » 转至相关模块

否

3

来诊者是否正在寻求帮助以减轻症状，或者由于他们的症状在日常功能方面存在很大的困难？

否 → 》不需要治疗

是

可能是其他重大的精神健康状况

4

来诊者是否处于极大的压力下（例如躯体或性暴力、重大事故、丧亲或其他重大损失）

是 → 》前往方案1和2

否 → 》前往方案1

❶ 如果有即刻自杀风险，在前往方案1和2之前进行评估和处理（转至 》SUI）

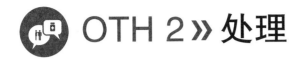

OTH 2 » 处理

方案

其他重要的精神健康状况

» ⊗ **不要开抗焦虑药或抗抑郁药**
　　除非专家建议

» ⊗ **不要注射维生素或者进行其他无效的治疗**

» **在所有的情况下，正如"基础服务与实践"（ECP）一章中描述的去减少压力和加强社会支持**

　　— 解决当前的心理社会压力

　　— 加强支持

　　— 训练压力处理，如放松技巧（前往模块结尾的专栏1）

» **当没有可以充分解释现有躯体症状的生理证据时，承认症状的存在并提供可能的解释**

　　— 除非有明确的医学指征，如不正常的生命体征，否则避免进行更多的实验室或其他检查

　　— 如果进行进一步的检查，也要告诉来诊者结果可能是正常的，减少不切实际的期望

— 告知来诊者没有发现严重的疾病。告知正常的临床和测试结果

— 如果来诊者坚持进一步检查，可以考虑说进行不必要的检查可能是有害的，因为可能导致不必要的担心和副作用

— 承认症状不是虚构的；处理引起严重痛苦的症状很重要

— 询问对方对他们症状原因的**自我解释**，并询问他们的担忧。这可能提供有关痛苦根源的线索，有助于与对方建立信任关系，并增加对方的治疗依从性

— 解释情绪的痛苦/压力往往涉及身体的感觉体验，例如胃痛，肌肉紧张等。询问和讨论一个人的情绪/压力和症状之间的潜在联系

— 鼓励继续（或逐步回归）日常活动

— 切记应用减轻压力和加强社会支持的做法。转至 » ECP

方案

2

处于极大压力下人们的其他重要精神健康状况

（例如，躯体或性暴力、重大事故、丧亲或其他重大损失）

» **在所有情况下，无论来诊者在极端压力后是否呈现情绪、躯体或行为问题，都要提供支持。如方案1所描述。仔细倾听**

» ❌ **不要强迫来诊者谈论此事件**

» **讨论来诊者的社会需求**

— **询问来诊者的需求和担心**

— **帮助来诊者解决基本需求、获得服务以及联系家庭和其他社会支持**

— 如有需要，**保护来诊者免受（进一步）伤害**

— 如果可行和在文化上适宜，**鼓励来诊者恢复以前在学校、工作、家庭和社会等的正常活动**

» **如果有任何重大损失，做如下解释**

— 为重大损失而悲伤是正常的。人可以为一个人、一个地方、财产或失去自己的健康和幸福而悲伤。悲伤既有精神上的，也有躯体上的影响

— 人们以不同的方式悲伤。有些人表现出强烈的情绪，另一些人则不。哭并不代表一个人软弱。不哭的人可以有同样深切的情感痛苦，只是用其他方式表达

— 在大多数情况下，悲伤会随着时间的推移而减少。有人可能认为感受到的悲伤、思念或痛苦永远不会消失，但在大多数情况下，这些感觉会随着时间的推移而减少。有时一个人可能会感觉好一段时间，然后某些东西提醒他们所失去的，他们可能会感觉和当初一样糟糕。感受悲痛的方式没有对错。有时候，一个人可能会感到非常悲伤，另一个时候会感到麻木，其他时候可能还挺享受自我。随着时间的推移，这些体验通常会变得不那么强烈和频繁

» **如果来诊者失去了挚爱，讨论并支持在文化上适当的调整和/或哀悼过程**

— 如适当，询问悼念典礼/仪式是否已经发生或在计划中。如果还没有，讨论障碍和如何解决这些问题

» **如果怀疑是延长哀伤障碍，咨询专家进行进一步的评估和管理** 🧑

— 如果症状包括**至少6个月**的日常功能相当困难、对死者的极度关注或强烈的思念并伴随强烈的情绪痛苦，来诊者可能是延长哀伤悲伤障碍

》 **如果是对最近可能的创伤性事件的反应，解释如下**

　— 人们在这样的事件之后有反应是正常的。反应可能因人而异，并且随时间的推移而变化

　— 反应可以包括躯体症状，如心悸、疼痛、胃部不适、头痛，以及情绪和行为症状，包括睡眠障碍、悲伤、焦虑、易怒和攻击性

　— 这些感觉可能会加剧，或者在想起压力事件或新的压力发生时再现

　— 在大多数情况下，症状随着时间的推移会减少，特别是当来诊者得到休息、社会支持和减压的时候。转至 》ECP。前往**专栏1**

》 **如果怀疑是创伤后应激障碍（post-traumatic stress disorder，PTSD），咨询专家进行进一步的评估和处理**

　— 在可能的创伤性事件发生后，如果有**至少1个月**的日常功能相当困难，并有经常性的噩梦、闪回、伴有强烈恐惧或恐怖的对事件的侵入性记忆、刻意回避想起此事、对危险过度的关注和警觉、对强噪音或意想不到的动作作出强烈反应，则可能是PTSD

OTH 3 » 随访

联系频次建议

» 如果来诊者的症状没有得到
改善或者症状随时会恶化，
要求来诊者2~4周后复诊

评估改善程度

来诊者有改善吗?

是

否

» 继续治疗计划
» 按需随访

如果来诊者没有改善或者来诊者或其照料者坚持
进一步的检查和治疗:

» 回顾方案1和2
» 考虑咨询专家

专栏1 放松训练操作说明

» 解释你将要做的

"我将教你如何去呼吸，这种呼吸方式可以帮助放松你的身心。你需要先做些练习，之后才能感受到这种呼吸技巧的全部益处。这种技巧关注呼吸的原因是当我们感到有压力时，我们的呼吸会变得快而浅，会使我们感到更加紧张。想要放松，你需要从改变呼吸开始。在开始之前，我们先放松身体。"

» 慢慢地开始放松练习和演示呼吸

"轻轻摆动、放松你的胳膊和腿。让他们松软自在。向后转动你的肩膀，慢慢地把头从一边移到另一边。现在把一只手放在你的腹部，另一只手放在你上胸部。想象在你腹部有一个气球，当你吸气的时候，你将会吹大这个气球，所以你的腹部会膨胀。当你呼气的时候，气球里的空气也会放出来，所以你的腹部会变平。先看我。我首先要呼气，让腹部里的空气全部出来。"演示通过腹部进行呼吸——试着夸大腹部的呼气和吸气。

» 专注于呼吸的技巧

"跟着我一起，试着用你的腹部进行呼吸。记住，我们从呼气开始，直到所有的空气都被呼出；然后吸气。如果可以的话，用鼻子吸气，用嘴呼气。第二步是放慢你的呼吸速度。3秒钟吸气，2秒钟屏住呼吸，3秒钟呼气。我会和你一起数数的。你可以闭上眼睛或者睁开眼睛。慢慢吸气，1，2，3。屏住呼吸，1，2。现在呼气，1，2，3。"大约花1分钟来重复这个呼吸练习，休息1分钟，然后再重复这个过程两次。

» 鼓励自我练习

"自己练习1分钟，这是一件可以自己练习的事情。"

附录一　mhGAP-IG的实施

mhGAP-IG 的实施过程

为了让项目的计划者将这一指南落实到非专科卫生服务机构中去,有一系列的步骤可供参考。下面这个流程图是一个很好的总结,它包含了几个核心的步骤和环节。这一章节将概述 mhGAP-IG 的实施过程。

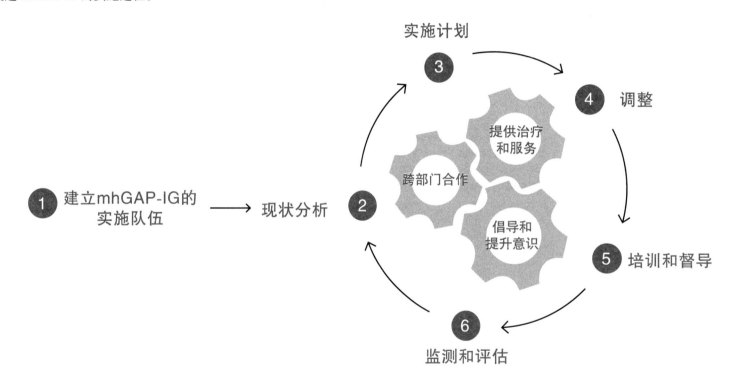

❶ 建立 mhGAP-IG 的实施队伍

» 根据所要覆盖的地理区域,也许需要建立一支或者多支队伍。

» 为实施队伍制定清晰的目标和职责范围,为每一个队伍成员制定工作计划。这支队伍的一个重要职能就是监督实施过程。

» 建立在一个既存的团体或组织之上,而不是去重新组建队伍,譬如卫生委员会或者社区咨询团。有时需要多个团组,合并团组或从所有团组中抽调人员建立新的队伍都是可行的办法。

» 实施队伍应当有来自下列各领域的成员,每个领域至少一位:民间团体和服务使用方,政策制定方,当前的或者可能的财务支持或者捐赠方,项目经理,服务提供方和公关主管。

» 形成更小规模的行动小组或者工作组来推动具体的活动。比如,一个工作组负责培训,另一个工作组负责倡导和意识提升的活动。务必清晰定位工作组的职责和每一个成员的角色。

❷ 现状分析

现状分析的主要目的是根据当地资源和MNS障碍情况的具体需求,为项目的计划、改进和实施过程提供信息。这一步骤包括案头回顾,如核实 WHO 精神卫生地图集国家概览,WHO 精神卫生系统评估工具(Assessment Instrument for Mental Health Systems,AIMS)报告或已有的评价,还包括对多方利益相关者进行访谈和小组讨论,以回答下述问题:

» 什么样的需求和资源评估必须先做?目前已知的是什么?

» 关于精神卫生的国家政策有哪些?国家或者地方提供精神卫生服务的人员和组织有哪些?

» 在国家及地区层面上,大众对精神卫生的观念体系和求助行为是什么样的?

» 对 mhGAP-IG 的实施存在哪些潜在的阻碍?例如,对 MNS 障碍患者的歧视和偏见,国家卫生体系对 MNS 障碍的不重视,等等。

❸ mhGAP-IG 的实施计划

基于现状分析,拟定 mhGAP-IG 实施计划,以回答下述问题:

地点(WHERE)

» mhGAP-IG 将在哪里实施(如机构,区域,城市等)?

时间(WHEN)

» mhGAP-IG 各个活动将在何时进行(如调整、师资培训,培训活动,督导和倡导活动的进度计划)?

资源(WHAT)

» 实施 mhGAP-IG 需要和已有的资源有哪些,包括财政、人力资源和基础设施(如设备,药物供应)?

人员(WHO)

» 拟培训谁?他们已经具有的知识和技能有哪些(如社区护士和医生已经具有的技能和知识)?每一项活动将由谁来负责(如,谁来培训和督导)?

方式(HOW)

» 在引进新服务的同时,如何去推进系统中不同层面的沟通和转诊?

» 如何去收集 mhGAP-IG 实施过程中各项活动的数据,并且把数据整合进卫生信息系统的指标中?

❹ 调整

mhGAP-IG 指南同其培训材料、监测与评估工具，以及其他工具都需要修改、变动来适应特定的国家及地区背景，这一过程就是对 mhGAP-IG 的调整。

调整 mhGAP-IG 的目的：

保证指南，包括它的评估和处理方面的实施更具可行性，能够落地于当地的卫生系统。

» 确保指南可被当地的社会文化背景接受。
» 使用当地的语言来促进服务使用者和提供者之间的沟通。
» 明确转诊的渠道。
» 让材料与相关的国家治疗指南和政策适当契合。
» 为开发合适的培训项目和工具提供基础。
» 确保监测和评估的指标和国家卫生信息系统一致。

调整 mhGAP-IG 的方法：

» 组织不同的相关利益方进行一次研讨会，对 mhGAP-IG、培训材料、监测和评估以及其他工具进行说明和改进。
» 纳入各个相关专业的专家（如精神病学、成瘾医学、神经病学、儿科学、社会工作和心理学）、来自不同层次的卫生服务人员（如公共卫生人员、初级保健机构人员、家庭医学专家、护士、药剂师、卫生信息系统人员）、服务使用者和政策制定者。
» 使用为 mhGAP-IG 将要实施地区所做的现状分析。
» 确保调整过程和国家文件一致（如全国的卫生政策，法律和规划，初级保健机构及综合医院使用的临床方案和指南，国家药品目录）。

❺ mhGAP-IG 的培训和督导

实施 mhGAP-IG 的一个重要方面就是对工作于非专科机构的医疗卫生人员进行培训，让他们能够作为一线人员为患者提供干预，同时也要确保能为他们提供持续性支持和督导的机制。虽然干预指南主要是由非专科工作人员实施，但若要达到最佳的效果，仍然需要专业人士和公共卫生专家的通力合作。

mhGAP-IG 的培训目标是教授非专科医疗卫生人员对 MNS 障碍患者进行评估和处理的技能和知识。培训的时长取决于 mhGAP-IG 在当地做了多少调整，也取决于非专科人员已有的知识和技能。通常来说，培训需要持续几个整天，培训的方式取决于可行性，可以是面对面的，也可以是在线学习方式。

培训结构可以是一个两层的分级培训计划：一个主要的培训方提供师资培训，这批师资再对非专科的一线卫生工作人员进行二级培训。

mhGAP-IG 师资培训：

师资培训的目的是让他们掌握技能，有信心、有能力去培训非专科医疗卫生人员，并且能作为这些人员的信息资源。

mhGAP-IG 培训者／督导师应该具备下列特征：

» 是 MNS 障碍医疗的专业人士（精神科医生，精神科护士，神经科医生等），接受过专业训练的医生或护士，并且在使用 mhGAP-IG 处理 MNS 障碍方面有经验，也可以是目前卫生系统中的督导师。

» 具备精神卫生和／或者 MNS 障碍处理方面的临床技能和经验。

» 在处理 MNS 障碍的管理方面具备技能和经验。包括档案保存，随访和转诊。

» 是一个良好的促进者和问题解决者。

» 能够有时间进行支持和督导，包括定期的督导访视。

培训课程：

接受培训者日后应该能给卫生保健服务人员进行 mhGAP-IG 课程培训，并且为他们提供支持和督导。培训的内容除了 mhGAP-IG 中提到的对 MNS 障碍患者的评估和处理方法，还包括培训方法、课程计划、督导方法和质量保证。

mhGAP-IG 的支持和督导：

参加 mhGAP-IG 培训课程的人员（也就是 mhGAP-IG 学员）通常是初级或者次级卫生机构（诊所／医院）的非专科医务人员。需要不断地帮助学员们，将他们在培训中所学到的知识转化为临床实践。督导也是整个培训教育中的一环，它能够确保培训出具有胜任力的 mhGAP 卫生服务人员。支持和督导不仅仅是为了提升学员的精神卫生问题处置能力（临床督导），也是为了在实施 mhGAP-IG 的工作环境中为他们提供支持（管理和项目督导）。

支持和督导的具体目标：

» 协助技能和知识从培训到临床实践的转化。

» 确保提供符合 mhGAP-IG 的精神卫生干预方法，并且发现进一步需要提升技能的方面。

» 识别并协助 mhGAP-IG 学员在处理复杂临床情况时面临的问题。

» 帮助鼓励非专科卫生工作者为 MNS 患者提供优质的医疗服务。

» 确保建立处理 MNS 障碍时所必要的记录和管理程序，如转诊和随访，或者将其与当地卫生机构的现行系统进行整合。

» 确保 mhGAP-IG 实施所需的药品供给，医疗设备和其他支持系统具有可操作性。

» 展现并促进尊重、非评判性的态度和符合伦理的治疗方法，这些有助于提升和保护 MNS 障碍患者的权益。

» 当医务工作者遭受压力时，为他们提供支持。

❻ 监测和评估

监测和评估能为项目是否起效、对谁起效提供信息,也能甄别项目实施的目标地区或者项目的方方面面是否需要做出调整。监测和评估得到的信息能够让执行者和投资人知道收益情况。同时提供诸多重要信息,包括如何从既往的经验中学习、提升服务供给、规划、资源配置、将结果作为绩效的一部分向关键利益相关人士解释等。有句习语,"想做到什么就测评什么"(what gets measured gets done)说的就是监测和评估在项目计划和执行中的重要性。

监测和评估包含计划、协调、搜集、分析和数据利用几个环节。利用的数据可以是来自国家、地区和地方各个层面的,包括卫生机构和 mhGAP-IG 促进方,学员和督导老师。如果 mhGAP-IG 的实施团队能够指派专员或小组专门去计划和执行监测和评估,那将是大有裨益的。

有助于监测 mhGAP-IG 实施的指标举例:机构层面指标,如接受 mhGAP-IG 培训的非专科卫生服务提供者人数,每个 mhGAP-IG 实施机构接受的支持和督导到访次数;系统层面指标,如使用 mhGAP-IG 来评估和处理 MNS 障碍的机构数,为 MNS 障碍提供持续性基本医疗服务的卫生机构数。

确保这些指标融入全国卫生信息体系之中。以这些指标来搜集数据将能够协助 mhGAP-IG 的监测,也会有助于每两年一次将全国的精神卫生状况报告给"WHO 精神卫生地图集"(WHO Mental Health Atlas),从而监测"2013—2020 年精神卫生行动计划"(Mental Health Action Plan 2013-2020)的实施进展。

评估 mhGAP-IG 的实施过程,既要看到可取之处,也要发现不足之处以便改进,并对现状分析进行更新。

除了上述的 6 个步骤,mhGAP-IG 实施的核心环节中还包括 3 个连续的活动,具体如下。

A. 提供治疗和服务

在 mhGAP-IG 中建议了许多可以由非专科卫生人员提供的药物和心理干预方案。譬如,推荐适用于成人抑郁症的问题解决治疗(problem solving therapy,PST)和人际关系治疗(interpersonal therapy,IPT)。世界卫生组织提供了这些心理治疗的简化形式。这些可推广的干预形式及其推广过程对专业人力资源的要求低很多。也就是说,与传统的心理干预相比,这些治疗已改良为需要使用的资源更少,而且卫生服务人员无论之前是否接受过精神卫生专业培训,只要经过培训和接受督导,都能够一样好地进行低强度的问题解决治疗和人

际关系治疗。mhGAP 中囊括的可推广的心理干预手册包括:《WHO 问题管理治疗 PM+ 手册》(WHO Problem Management Therapy PM+ manual),《WHO 人际关系治疗手册》(WHO Interpersonal Therapy manual),《WHO 孕期抑郁的健康思维手册》(WHO Thinking Healthy manual for maternal depression),《WHO 家长技能培训手册》(WHO Parental Skills training manual)。

基本药物可用于治疗 MNS 障碍症状,缩短许多疾病的病程,减少残疾和预防复发,这些药物都能在"WHO 基本药物示范清单"(WHO Model Lists of Essential Medicines)中找到。能够接受基本药物治疗属于"有权获得最高可及健康标准"的一部分。

就指南中的 MNS 障碍而言,有以下 4 类针对性药物:

» 适用于精神病性障碍的抗精神病药物;
» 适用于心境障碍(抑郁或者双相)的药物;
» 抗惊厥药 / 抗癫痫药;
» 处理物质戒断、中毒或者依赖的药物。

许多国家的经验都证明改善药物的供应和使用是可行的。以下因素决定了基本药物的公众可及性:①对药物的理性选择;②可接受的价格;③确保持续的资金保障;④有可靠的卫生和供应系统。

B. 倡导和提升意识

精神卫生的倡导工作是有目的、有技巧地利用信息来影响他人去改变。倡导工作涉及促进精神障碍患者和普通人群的需求和权利。倡导和教育有所不同。教育是让人们了解、理解某一事物,而倡导更多的是去说服。做到这一点,需要并敢于做出具体的行动。倡导的一个基本原则是只有当目标受众被要求参与某项事情时才会有效果。动员意味着要人们参与到问题解决中去。

倡导活动举例

适用于普通人群的倡导活动:

» 吸引并动员 MNS 障碍患者及其照料者参与倡导活动。让社区和 MNS 障碍患者建立直接和积极的社会联系。

» 使用媒体提升对精神卫生问题的意识度,譬如利用卫生机构中的公告栏、杂志架、通知栏等进行宣传。同时,要强调报道的责任性,尤其是涉及自杀问题时。

» 在公共场所(学校、卫生机构等)提供精神卫生健康教育。

» 举行精神卫生主题的公众活动和讲座。

适用于医疗卫生和精神卫生工作者的倡导活动:

» 促进对 MNS 障碍患者的社区照料、社区参与和人权问题重要性的理解。

» 为精神卫生和其他卫生工作人员提供充足的培训和支持。

C. 建立网络和跨部门合作

mhGAP-IG 的实施要求各个部门和利益相关者之间的合作,例如:

» **专科和非专科卫生服务及服务提供者**:如心理医师,社区卫生工作者,社会工作者,住院或门诊服务提供者,上门照料的工作者。

» **服务使用方**:例如,有相同情况的团体或者个人,有相同情况的家庭成员或者需要照料有相同情况的人员(在获得所有上述人员同意之后)。

» **家庭和朋友**:找到个体之前的社会活动;如果重新开始,将有助于为他提供直接或者间接的心理和社会支持(如家庭聚会、与朋友外出、邻里之间串门、工作场所的社交活动、体育运动、社区活动),并鼓励他继续参加这些活动。

» **非正式的社区支持**:例如,宗教团体,存款团体,娱乐团体,妇女团体,青少年互助团体,文化团体,自助团体,求助热线。

» **教育和就业**:例如,学校,教育,创收和职业培训项目。学校里的自杀预防项目尤为重要,项目中纳入心理健康意识的训练和技巧训练能够减少青少年学生中的自杀企图和自杀死亡情况。

» **非政府组织**:例如,法律援助,儿童保护服务,基于性别的暴力防护项目或者心理社会支持项目。

» **政府服务和福利**:例如,公共司法体系,儿童福利,抚恤金,伤残交通减免。

为促进这些组织之间的有效合作,切记:

» 确保 mhGAP-IG 实施队伍成员有**明确的角色和分工**。

» 准备一个资源和福利清单,帮助非专科的卫生人员能够为 mhGAP 中提到的重大 MNS 障碍患者、他们的照料者和其他的家人进行有效的联系。资源和福利信息需要**从现状分析中获得,并不断根据最新信息进行定期更新**。

附录二　词　汇　表

术语	定义
activities of daily living（ADL） 日常生活能力	一种功能的概念——日常生活能力是指独立生活所需的基本活动，包括进食、沐浴及上厕所。有多种评估工具可以判断个体在有或没有他人的帮助下完成这些活动的能力。
agitation 激越	明显的坐立不安和过多的身体活动，伴焦虑。
agranulocytosis 粒细胞缺乏症	一种缺乏粒细胞（白细胞的一种）的血液疾病。这是一种急性病症，涉及严重而危险的白细胞减少症，也称为药物引起的继发性粒细胞缺乏症。
akathisia 静坐不能	一种主观的不安感，经常伴随着可以观察到的活动过多（如烦躁地抖腿、踩脚、踱步、坐不住或站不住等）。
akinesia 运动不能	自主运动的缺乏或丧失。是一种难以开始运动或从一种运动模式转变为另一种的状态，与帕金森病相关。
altered mental status 精神状态改变	意识状态或精神状态水平的改变通常是由物质使用或其他精神神经疾病引起的，但并没有丧失意识。例如混浊和定向障碍。参考**谵妄**及**意识模糊状态**。
Alzheimer's disease 阿尔茨海默病	一种原发性退行性大脑疾病，多数病例的病因不明，具有典型的神经病理学及神经化学特征。这种疾病通常起病隐匿，在几年内缓慢但逐步发展。
anticholinergic side-effects 抗胆碱能副作用	抗胆碱能药物阻断乙酰胆碱对毒蕈碱受体的作用。抗胆碱能作用包括口干、尿频或尿潴留、心悸和窦性心动过速。

术语	定义
aplastic anaemia 再生障碍性贫血	这种疾病的特点是造血干细胞不能产生新的成熟血细胞，还有红细胞、白细胞和血小板水平较低。患者可能出现面色苍白，疲劳，头晕，感染的风险增加，或瘀伤或出血增加。
ataxia 共济失调	肌群间的协调出现异常。共济失调的人会出现协调困难，因为控制运动和平衡的部分神经系统受到了影响。共济失调可能影响手指、手掌、手臂、腿部、身体、言语，及眼球运动。
autism spectrum disorders 孤独症（自闭症）谱系障碍	这个术语涵盖了自闭（孤独）症，儿童崩解症及阿斯伯格综合征等疾病。
autonomy 自主性	人根据自己的规则和偏好，控制、应对自己的日常生活，并为之做决定的感知能力。
behavioural activation 行为激活	一种心理治疗方法，聚焦于通过再次参与任务导向的活动和过去感到愉快的活动来改善情绪，尽管个体目前情绪低落。它可以作为一种独立治疗，也可以是认知行为治疗的一部分。
bereavement 居丧	一种丧失，悲痛及复原的过程，通常与死亡相关。
cerebrovascular accident 脑血管意外	因血栓形成、出血、栓塞等血管疾病导致的急性脑功能障碍。参考**中风**。
cognitive 认知	与思维相关的心理过程，包括推理、记忆、判断、问题解决与计划。

术语	定义
cognitive behavioural therapy（CBT） 认知行为治疗	一种结合了认知成分（旨在改变思考方式，例如通过识别和挑战不切实际的负性想法）和行为成分（旨在改变行为模式，例如通过帮助别人来做些更有益的事情）的心理治疗方法。
comorbid，comorbidity 共病	同时存在多种疾病或障碍。
confidentiality 保密	谈话内容（比如患者和医生间的咨询）和医疗记录中的隐私得到保护。
confusion，confusional state 意识模糊，意识模糊状态	与急性或慢性脑器质性疾病相关的意识受损状态。临床特征为定向障碍、反应迟钝、联想减少、冷漠、缺乏主动性、疲劳、注意力不集中等。轻度的意识模糊状态下，检查可能引发患者合理的反应和行为，但该状态更严重时，患者便无法与环境保持联结。
contingency management therapy 行为列联管理治疗	一种奖励特定期望行为的结构化治疗方法，比如参与治疗和避免有害物质的使用。随着自然奖励的建立，对期望行为的人为奖励会随着时间的推移而减少。
convulsion，convulsive movement 痉挛，痉挛运动	由突然、异常、过度且无序的脑细胞放电（见癫痫发作）而导致的临床或亚临床的脑皮质功能障碍。临床表现包括出现异常的运动、感觉及精神活动。
delirium 谵妄	一过性波动性的意识障碍，主要表现为短时间内急性出现的注意力受损（即，注意力的导向、专注、维持及转换出现损害），意识受损（即，环境定向能力损害），并在一天之内波动。可伴随感知觉障碍、记忆障碍、思维障碍、情感及精神运动功能紊乱等。可由各种急性器质性因素导致，如感染、药物、代谢异常、物质中毒或物质戒断等。

术语	定义
delusion 妄想	是一种与现有证据相悖的固执信念，无法通过理性论证纠正，同时不被患者所在的文化群体/亚文化的其他成员接受（即，不是宗教信仰的一部分）。
detoxification 脱毒	患者戒除精神活性物质并摆脱其影响的过程，也是一种临床治疗步骤。戒断过程应该以安全有效的方式进行，使戒断症状最小化。
disability 失能	因某种损伤导致个体活动能力相较于常人在一定程度上受限制或缺乏。失能这个术语反映了个体在功能执行和活动方面损害的后果。
disinhibited behaviour，disinhibition 脱抑制行为，脱抑制	自我控制能力的缺乏，表现为不遵守社会行为习惯，冲动及风险评估能力差。它可能影响个体在运动、情感、认知及感知觉方面的功能。
disorganized / disordered thinking 紊乱/思维紊乱	思维联想过程出现异常，通常表现为讲话时突然从一个话题切换到另一个话题，且前后两者无明显联系。患者无法认识到自己的思想不连贯或不合理。
disorganized behavior 行为紊乱	表现为没有目的性、不可预知的行为，包括姿势、步态及其他行为活动（如，在街上对陌生人喊叫）。
distractibility 注意力分散	难以集中注意力或专注于事务，很容易被外界刺激转移注意力。
dystonia 肌张力障碍	持续的肌肉收缩或不自主运动，导致固定的不正常姿势。参考迟发性运动障碍。

术语	定义
eclampsia 子痫	是一种影响孕妇的疾病,特点是妊娠期出现癫痫发作或痉挛。通常与孕期、围产期或产后可能出现的高血压、抽搐、癫痫发作、焦虑、上腹痛、剧烈头痛、视力模糊、蛋白尿及水肿有关。
elevated mood 心境高涨	一种正性情绪状态,典型特征是精力增多,以及与患者生活情景明显不符合的自尊增强。
extrapyramidal side-effects / symptoms (EPS) 锥体外系副作用 / 症状	肌群运动出现异常,常因抗精神病药物导致,包括肌肉震颤、僵硬、痉挛和 / 或静坐不能。
Family therapy 家庭治疗	对精神疾病患者的家庭或多个家庭在数个月内进行多次(超过 6 次)有计划的咨询,患者本人也应该尽量参与。家庭治疗有支持、教育或治疗功能。内容包含通过协商解决问题或危机管理工作。
fetal alcohol syndrome 胎儿酒精综合征	胎儿酒精综合征是孕妇在妊娠期饮酒引起的畸形综合征。特点是产前和 / 或产后的发育缺陷,以及一系列独特的轻微的面部异常,这种异常在所有的种族群体中均存在,且在出生时就可以被观察到,不会随着年龄增长而减少。受影响的儿童出现严重的中枢神经系统异常,包括小头畸形、认知和行为损害(智力障碍,在一般认知、学习、语言、执行功能、视觉空间处理、记忆和注意力等领域存在缺陷)。
fits 发作	痉挛的俗称。见**痉挛**。

术语	定义
focal deficits 局灶性缺损	神经系统体征,是一些可以被观察到的身体现象或反应,提示神经系统存在相对限制性的损害。
hallucination 幻觉	对现实的错误知觉:看到、听到、闻到或尝到非真实的东西。
hepatic encephalopathy 肝性脑病	因肝功能损害出现精神状态的异常,包括困倦、混乱或昏迷。
herbal products 草药产品	一系列民间药物,在数百年前,先人们就通过经验发现许多药物的疗效,其整体或部分是植物成分。这些关于草药疗效的知识在许多文化中被仔细保留下来,并口口相传从一代传给下一代。
hyperarousal 过度警觉	对周围环境刺激的高度警惕和存有戒心,伴随着强烈持久的情感爆发。这种状态最常见于创伤后应激障碍,也可出现在物质使用及戒断的患者。
hypersensitivity reaction 超敏反应	超敏反应是指临床上类似过敏的药物制剂(包括活性药物和赋形剂)的不良反应。属于 WHO 定义的 B 类药物不良反应,有以下特点:与剂量无关、不可预知、有害的、人体常用剂量摄入情况下的意想不到的反应。它涵盖了许多不同的临床表型,起病和严重度不等。
idiosyncratic reaction 特异质反应	任何物质导致的个体化的,不可预测的,非剂量依赖性的反应,表现为嗜睡或欣快、潮红、手足痉挛、呼吸暂停等症状。

术语	定义
informed consent 知情同意	医务人员向随后可以自愿选择接受或拒绝治疗的人员披露适当信息的过程。知情同意包括对以下内容的讨论：觉察/步骤的性质，所提干预的其他合理替代方案，每种备选方案的相关风险、获益和不确定性，评估对方是否在充分理解所告知内容上选择接受治疗。
interpersonal therapy（IPT） 人际关系疗法	一种心理治疗，关注抑郁症状和人际关系问题之间的联系，特别是那些涉及悲伤、纠纷、生活改变和社会隔离的问题。也被称为人际关系心理治疗。
irritability, irritable mood 激惹性，情绪易激惹	一种情绪状态，其特点是很容易被惹恼和激怒，与环境不相称。
maculopapular rash 斑丘疹	同时存在斑疹和丘疹。斑疹在皮肤上特定区域出现，扁平，无法被触摸到，皮肤颜色可有变化。丘疹小而圆，直径小于5mm。
meningeal irritation 脑膜刺激征	覆盖大脑和脊髓的组织层的刺激征，通常由感染引起。
meningitis 脑膜炎	一种因细菌，病毒，真菌或寄生虫感染引起的脑膜疾病。
motivational enhancement therapy 动机增强治疗	一种常用于帮助物质使用障碍者的结构化心理治疗，治疗次数4次或以下。利用动机访谈技术，鼓励患者讨论其物质使用行为与个人价值的利害关系，遇到阻抗时避免争论，鼓励患者自己决定可能实现的目标。

术语	定义
motor twitching 运动性抽动	见**抽搐**。
myasthenia gravis 重症肌无力	一种神经肌肉传导障碍，特点为颅内肌肉及骨骼肌易疲劳虚弱。临床表现可包括起伏的复视和眼睑下垂，以及面部肌群、眼球肌、呼吸肌和近端肢体肌肉易疲劳虚弱。
neonatal abstinence syndrome 新生儿戒断综合征	宫内暴露于有成瘾性的药物导致新生儿出现的戒断症状。通常是神经系统症状，尤其影响自主神经功能。药物撤退的临床表现不同，取决于几个因素，例如，所用药物的种类和剂量，以及药物在母亲和婴儿体内的代谢率和排出率等。
neuroinfection 神经系统感染	累及脑和/或脊髓的感染。
neuroleptic malignant syndrome（NMS） 恶性综合征	由抗精神病药物引起的一种罕见但危及生命的临床综合征，以发热、谵妄、肌肉僵硬和高血压为特点。
occupational therapy 职业疗法	职业疗法通过康复、锻炼和使用辅助器具来提高患者独立完成日常生活活动的能力。亦能促进成长、自尊和自我实现。
oppositional behaviour 对立行为	明显挑衅的、不服从的或恶意的行为，可能表现为普遍的、持续的愤怒或易怒情绪，通常伴有严重的脾气爆发或任性的、争论的和挑衅的行为。
orthostatic hypotension 体位性低血压	体位改变（坐起或站起）时突发血压下降，可有轻度头晕头痛，无致命危险。

术语	定义
parent skills training 家长技能培训	一系列治疗项目,目的是改变父母的行为和增强对育儿技术的信心。包括教授父母情感交流和积极的亲子互动技巧,以及正性强化方法来改善儿童青少年的行为和功能。
phaeochromocyto-ma 嗜铬细胞瘤	肾上腺髓质的神经内分泌肿瘤,由于肾上腺素和去甲肾上腺素对肾上腺素能 α- 及 β- 受体的作用,引起头痛、心悸和过度出汗等症状,以及高血压、体重减轻、糖尿病等体征。
polyneuropathy 多发性神经病	周围神经障碍和功能紊乱。这可能表现为四肢麻木、感觉异常("如坐针毡"的感觉),四肢乏力,肌肉萎缩、腱反射消失等。
polytherapy 联合治疗	针对同一个临床问题,同时给予一种以上的治疗。
porphyria 卟啉症	卟啉病是一组具有间歇性的,单独或同时出现神经内脏及皮肤表现的疾病。本病的临床症状通常成年后出现,但儿童也可发病。直接或间接神经毒性可能导致神经系统症状。
privacy 隐私	免于未经许可侵入的状态,例如日常生活活动中的个人隐私(如来诊者的个人住宅内)或保密的健康档案。
problem-solving counselling 问题解决咨询	心理治疗的一种,通过数次治疗,以掌握问题识别和解决问题的技巧并能系统地应用。
pruritus 皮肤瘙痒	强烈的痒感,产生摩擦或搔抓皮肤的迫切愿望。

术语	定义
pseudodementia 假性痴呆	一种类似痴呆的症状,但不是脑器质性疾病所致,通过治疗可能逆转。一些老年人的抑郁症状可表现为假性痴呆。
psychoeducation 心理教育	教育 MNS 疾病患者及其照料者 / 家属的过程,教育内容包括疾病的自然病程,可能的病因、结局、预后、治疗方案等。
QT prolongation QT 间期延长	一种潜在的药物副作用,引起心室肌复极化,其特征是心电图 QT 间期延长,可能导致室性心律失常的症状,增加心源性猝死的风险。
racing thoughts 思维奔逸	表现为快速和不断转换主题的思维,常见于躁狂症和其他精神疾患。
relapse 复吸 / 复发	复吸是指戒酒或其他药物一段时间后再次开始饮酒或使用药物,通常伴随着依赖症状的重现。复发是指 MNS 疾病的症状好转一段时间后,再次出现或加重。
relaxation training 放松训练	包括诸如呼吸练习等可以引导放松的技巧训练。
respiratory depression 呼吸抑制	呼吸速度变慢导致摄入氧气不足维持需要。常见的原因包括脑损伤和中毒(如苯二氮草类药物中毒)。
respite care 临时看护	给平时居家照顾的人提供临时健康护理服务。
rigidity 强直	肢体在被动运动时出现抵抗力,贯彻整个肢体的移动范围。是帕金森病的一个症状。

术语	定义	术语	定义
saving group 储蓄团体	一种储蓄活动,穷人可以通过将他们的存款集中在共同基金中,从而迅速积累大量的资金,然后由团体或团体成员之一用于生产性投资。	spinal abscess 脊髓脓肿	在细菌、病毒或真菌源感染引起的脊髓感染中出现。脊髓内有脓性物质聚集,可能伴有发热、背痛和神经功能缺损。病原体可通过血源性途径传播。
seizure 痫样发作	由于皮层功能紊乱导致脑细胞突然过度地无序异常放电,造成脑功能失常发作。临床表现包括运动异常、感觉异常和精神异常。	status epilepticus 癫痫持续状态	持续 5 分钟或更久的临床或脑电图提示的痫样发作,或两次痫样发作之间症状没有完全好转(或脑电图未回到基线)。无论症状是否表现为抽搐。
self-harm 自伤	故意给自己下毒或伤害自己,可能意欲死亡或者结果死亡,也可能不是。	Stevens-Johnson syndrome 史 - 约(Stevens-Johnson)综合征	危及生命的皮肤综合征,表现为伴随疼痛的脱皮、溃疡、水疱,症状亦可出现在黏膜组织,如嘴、唇、喉、舌、眼和外生殖器,有时伴有发热。最常见的原因是药物的严重不良反应,特别是抗癫痫药物。
serotonin syndrome 5- 羟色胺综合征	中枢神经系统 5- 羟色胺(血清素)过量,与各种药物的使用有关,包括选择性 5- 羟色胺再摄取抑制剂(SSRIs)。可能导致肌肉强直、肌阵挛、兴奋躁动、意识模糊、高热、反射亢进以及自主神经系统症状,有因血管外周阻力降低导致休克、昏迷、横纹肌溶解及弥散性血管内凝血(DIC)的风险。		
		stigma 污名	一种用于区分他人的标记。一些人认为某人存在负面特质,遂将该标记强加给他,使其污名化。与精神疾病有关的污名常常导致社会排斥和歧视,给受影响的个人造成额外负担。
slurred speech 口齿不清	言语发音不清晰。	stroke 卒中	见脑血管意外(CVA)。
social network 社会网络	分析社会学的一个概念,指的是人与人之间社会联系的特点,并以此来理解人们的行为,而不是关注在个人的属性上。	suicidal thoughts / ideation 自杀想法 / 观念	关于结束自己生命可能性的想法、念头和反思。轻者有"死了或许会更好"的念头,较严重者则开始制定自杀计划。
social withdrawal 社会退缩	一个人不能进行与其年龄相符的有关的活动,或不能与他 / 她的同伴或家庭成员进行往来互动。	tardive dyskinesia 迟发性运动障碍	一种肌张力障碍,表现转颈、持续性肌肉痉挛,影响头部、颈部和背部的肌群。即使停用抗精神病药物也未必改善。
spider naevus 蜘蛛痣	皮肤下可见的簇状细小的红色血管,通常发生在怀孕期间或作为某些疾病的症状(如肝硬化或酒渣鼻)。	temper tantrum 发脾气	孩童或情绪低落者常常出现的情感爆发。

术语	定义	术语	定义
thrombocytopenia 血小板减少症	血液中血小板的数量异常低。可能导致瘀点、出血的增加。可以通过血细胞分析发现血小板的减少。	tremor 震颤	颤动或摇晃动作，身体部分的不自主的摆动，通常出现在手指。
toxic epidermal necrolysis 中毒性表皮坏死松解症	危及生命的皮肤剥脱，通常是由对药物或感染的反应引起的。与史-约(Stevens Johnson)综合征类似，但更为严重。	vitamin K deficiency disease of the newborn 新生儿维生素 K 缺乏病	维生素 K 缺乏会导致新生儿严重出血，通常在出生后立即发生，但有时直到出生后 6 个月才会出现。出血可发生在皮肤、胃肠道、颅内或黏膜。母亲怀孕期间摄入抗癫痫药物是其原因之一。
traditional healing 传统疗法	基于不同有关疗愈文化的本地知识的治疗方法体系。	wandering 漫游	患有痴呆的人会有四处走动的冲动，有时会离开家。他们常因定向障碍而走错路，甚至走丢。
transient ischaemic attack(TIA) 短暂性脑缺血发作	脑或视网膜局灶性缺血引起的急性一过性局灶性神经功能失常发作，临床没有相关脑区急性梗死的表现。症状在 24 小时内完全缓解。		

致　谢

愿景和概念

Shekhar Saxena, Director, Department of Mental Health and Substance Abuse, WHO.

项目协调和编辑

Tarun Dua, Nicolas Clark, Neerja Chowdhary, Alexandra Fleischmann, Fahmy Hanna, Chiara Servili, Mark van Ommeren.

贡献者

WHO 总部的技术人员、WHO 区域和国家办事处的工作人员及许多国际专家提供了有价值的材料、帮助和建议。这些人员的贡献对更新和推广本干预指南至关重要。

WHO 总部

Valentina Baltag, John Beard, Alexander Butchart, Dan Chisholm, Nathalie Drew, Jane Ferguson, Berit Kieselbach, Nicola Magrini, Chris Mikton, Eyerusalem Kebede Negussie, Alana Officer, Anne Margriet Pot, Vladimir Poznyak, Geoffrey Reed, Dag Rekve, David Ross, Jotheeswaran Amuthavalli Thiyagarajan, Wilson Were.

WHO 区域和国家办事处

Nazneen Anwar, Regional Office for South East Asia; Florence Baingana, WHO Sierra Leone; Andrea Bruni, Regional Office for Americas; Anderson Chimusoro, WHO Zimbabwe; Manuel de Lara, WHO Turkey; Bahtygul Karriyeva, WHO Turkmenistan; R Kesavan, WHO Liberia; Devora Kestel, Regional Office for Americas; Lars Foddgard Moller, Regional Office for Europe; Maristela Goldnadel Monteiro, Regional Office for Americas; Matthijs Muijen, Regional Office for Europe; Julius Muron, WHO Liberia; Sebastiana Da Gama Nkomo, Regional Office for Africa; Jorge Jacinto Rodriguez, Regional Office for Americas; Khalid Saeed, Regional Office for Eastern Mediterranean; Caroline Saye, WHO Liberia; Yutaro Setoya, WHO Fiji; Xiao Sobel, Regional Office for Western Pacific; Saydah Taylor, WHO Liberia; Salma Tlili, WHO Guinea; Xiangdong Wang, Regional Office for Western Pacific; Eyad Yanes, WHO Syria.

主要国际专家

Lindsey America-Simms, Kenneth Carswell, Elizabeth Centeno-Tablante, Melissa Harper, Sutapa Howlader, Kavitha Kolappa, Laura Pacione, Archana A. Patel, Allie Sharma, Marieke van Regteren Altena.

行政支持

Adeline Loo, Cecilia Ophelia Riano.

实习生

Farnoosh Ali, Lakshmi Chandrasekaran, Paul Christiansen, Anais Collin, Aislinne Freeman, Anna Fruehauf, Ali Haidar, Huw Jarvis, Steven Ma, Emma Mew, Elise Paul, Charlotte Phillips, Pooja Pradeeb, Matthew Schreiber.

技术评审

此外，下列国际组织和专家对本指南应用和更新提供了进一步反馈和意见：

Albert Akpalu, College of Health Sciences, University of Ghana and Epilepsy Society of Ghana, Ghana; Sophia Achab*, WHO Collaborating Centre, University of Geneva/Hôpitaux Universitaires de Genève (HUG), Geneva, Switzerland; Emiliano Albanese*, WHO Collaborating Centre, University of Geneva/HUG, Geneva, Switzerland; Robert Ali*, Drug and Alcohol Services South Australia (DASSA), WHO Collaborating Centre for the Treatment of Drug and Alcohol Problems, University of Adelaide, Australia; Fredrick Altice, Yale University School of Medicine and School of Public Health, New Haven, USA; José Ayuso-Mateos, Universidad Autonoma de Madrid and CIBER, Spain; Corrado Barbui*, WHO Collaborating Centre for Research and Training in Mental Health and Service Evaluation, University of Verona, Italy; Gretchen Birbeck, Michigan State University, Michigan, USA; Anja Busse, United Nations Office on Drugs and Crime, Vienna, Austria; Vladimir Carli*, National Centre for Suicide Research and Prevention of Mental Ill-Health (NASP), Karolinska Institute, Stockholm, Sweden; Sudipto Chatterjee*, Parivartan Trust and Sangath, India; Dixon Chibanda, University of Zimbabwe, Friendship Bench Project, Harare, Zimbabwe; Janice Cooper, Carter Center, Liberia; Wihelmus (Pim) Cuijpers*, Vrije University, Amsterdam, Netherlands; Gauri Divan, Sangath, Goa, India; Christopher Dowrick*, Institute of Psychology, Health and Society, University of Liverpool, Liverpool, UK; Joshua Duncan, Building Back better Project, CBM, Sierra Leone; Julian Eaton*, CBM International, Togo and London School of Hygiene and Tropical Medicine, UK; Rabih El Chammay, Ministry of Health, Beirut, Lebanon; Peter Hughes, Royal College of Psychiatrists, UK; Asma Humayun*, Meditrina Health Care, Islamabad, Pakistan;

Gabriel Ivbijaro*, Wood Street Medical Centre, London, UK; Nathalie Jette*, Hotchkiss Brain Institute and O'Brien Institute for Public Health, University of Calgary, Canada, Lynne Jones, National Health Service, UK; Marc Laporta, Department of Psychiatry, McGill Montreal, WHO PAHO Collaborating Center for Research and Douglas Mental Health University Institute, Montreal, Canada; Anita Marini, Cittadinanza NGO, Rimini, Italy; Farrah Mateen, Massachusetts General Hospital, Harvard Medical School, USA; Zhao Min, Shanghai* Drug Abuse Treatment Centre, Shanghai Jiaotong University School of Medicine, Shanghai, China; Charles Newton*, Kenya Medical Research Institute, Kilifi, Kenya; Olayinka Omigbodun*, Centre for Child and Adolescent Mental Health (CCAMH), University College Hospital, Ibadan, Nigeria; Akwasi Osei*, Ministry of Health, Accra, Ghana; Amrita Parekh, Dasra, Mumbai, India; Alfredo Pemjean*, Departamento de Salud Mental, Ministerio de Salud, Santiago, Chile; Hemamali Perera, Faculty of Medicine, University of Colombo, Sri Lanka; Michael Phillips, Suicide Research and Prevention Center and Research Methods Consulting Center, Shanghai Mental Health Center, Shanghai Jiaotong University School of Medicine and WHO Collaborating Center for Research and Training in Suicide Prevention, Beijing Huilongguan Hospital, Beijing, China; Martin Prince*, Institute of Psychiatry, Psychology and Neuroscience, King's College, London, UK; Atif Rahman,* Institute of Psychology, Health & Society, University of Liverpool, Liverpool, UK; Richard Rawson*, University of California at Los Angeles Integrated Substance Abuse Programs, California, USA; Tahilia Rebello, Columbia University, USA; Rajesh Sagar, All India institute of Medical Sciences, New Delhi, India; Ley Sander, UCL Institute of Neurology, London, UK; Alison Schafer, World Vision, Nairobi, Kenya; Kunnukattil S Shaji, Government Medical College, Thrissur, India; Pratap Sharan*, All India Institute of Medical Sciences, New Delhi, India; Vandad Sharifi Senejani, Tehran University of Medical Sciences, Tehran, Islamic Republic of Iran; Kolou Simliwa Dassa*, Ministry of Health, Lome, Togo; Leslie Snider, Peace in Practice, Amsterdam, Netherlands; Chhit Sophal, Ministry of Health, Cambodia; Jessica Maria-Violanda Spagnolo, School of Public Health, University of Montreal, Montreal, Canada; Emmanuel Streel, Public Mental Health and Substance Use Consultant, Belgium; Scott Stroup, Columbia University College of Physicians and Surgeons, New York State Psychiatric Institute, New York, USA; Athula Sumathipala, Keele University, UK; Kiran Thakur,

Johns Hopkins Hospital, Baltimore, USA; Rangaswamy Thara, Schizophrenia Research Foundation, India; Graham Thornicroft* Institute of Psychiatry, Psychology and Neuroscience, King's College London, UK; Mark Tomlinson, Stellenbosch University, South Africa; Nyan Tun, Yangon General Hospital, Myanmar; Carmen Valle, CBM, Freetown, Sierra Leone; Pieter Ventevogel, United Nations High Commissioner for Refugees, Geneva, Switzerland; Inka Weissbecker*, International Medical Corps, Washington, USA; Mohammad Taghi Yasamy, Geneva, Switzerland; Lakshmi Vijayakumar*, SNEHA, Suicide Prevention Centre, Chennai, India; Abe Wassie, Department of Psychiatry, Faculty of Medicine Addis Ababa University and Amanuel Hospital, Ethiopia.

* mhGAP Guideline Update Development Group Members

以下评审专家通过参与测试、反馈或讨论提供了额外的帮助：

Helal Uddin Ahmed, Bangladesh; Suzan Akwii Otto, Uganda; Robinah Alambuya, Uganda; Latifa Saleh Al Harbi, Saudi Arabia; Alaa Iddin Al Masri, Jordan; Laila Alnawaz, Turkey; Ebtisam Al Rowdhan, Saudi Arabia; Roseline Aposu, Nigeria; Manar Awwad, Jordan; Raul Ayala, Mexico; Namsenmoh Aymar, Central African Republic; Madhur Basnet, Nepal; Gertrude Bayona, Uganda; Rose Beaugrand, Sierra Leone; Tadu Bezu, Ethiopia; Gaurav Bhattarai, Nepal; Jihane Bou Sleiman, Lebanon; Brian Byekwaso, Uganda; Jules Claude Casumba, South Sudan; Alice Clement, Nigeria; Gretel Acevedo de Pinzon, Panama; Barkon Dwah, Liberia; Mufumba Emmanuel, Uganda; Olivia Gabula, Uganda; Kamal Gautam, Nepal; Renee Gerritzen, Nepal; Shree Ram Ghimire, Nepal; Sudip Ghimre, Nepal; Ijeh Ter Godwin, Nigeria; Kebeh Selma Gorpudolo, Liberia; Teen K. Grace, Nigeria; Georgina Grundy-Campbell, UK and Turkey; Esubalew Haile, South Sudan; Tayseer Hassoon, Syria; Mahmoud Hegazy, Turkey; Zeinab Hijazi, Lebanon; Fred Kangawo, Uganda; Sylvester Katontoka, Zambia; Fred Kiyuba, Uganda; Humphrey Kofie, Ghana; Moussa Kolie, Guinea; Samer Laila, Turkey; Richard Luvaluka, Uganda; Paul Lwevola, Uganda; Scovia Makoma, Uganda; João Marçal-Grilo, UK; Soo Cecilia Mbaidoove, Nigeria; Colette McInerney, Laos; Saeed Nadia, UK; Ruth Nakachwa, Uganda; Juliet Namuganza, Uganda; Emily Namulondo, Uganda; Margaret Namusobya,

Uganda; Amada N. Ndorbor, Liberia; Sheila Ndyanabangi, Uganda; Joel Ngbede, Nigeria; Fred Nkotami, Uganda; Zacharia Nongo, Nigeria, Emeka Nwefoh, Nigeria; Philip Ode, Nigeria; Mary Ogezi, Nigeria; Martha Okpoto, Nigeria; Sagun Ballav Pant, Nepal; Monica Peverga, Nigeria; Mapa H Puloka, Kingdom of Tonga; Muhannad Ramadan, Jordan; Nick Rose, UK; Brigid Ryan, Australia; Joseph s. Quoi, Liberia; Nidhal Saadoon, Turkey; Latifa Saleh, Kingdom of Saudi Arabia; Dawda Samba, Gambia; Nseizere Mitala Shem, Uganda; Michel Soufia, Lebanon; Shadrach J. Suborzu II, Liberia; Wafika Tafran, Syria; Angie Tarr Nyankoon, Liberia; Lilas Taqi, Turkey; Yanibo Terhemen C., Nigeria; Nongo Terseer, Nigeria; Samnieng Thammavong, Laos; Manivone Thikeo, Laos; Joshua Tusaba, Uganda; Chanthala Vinthasai, Laos; Anna Walder, Sierra Leone; Abdulwas Yusufi, Ethiopia.

以下专家作为外部评审参与了新版指南的评审工作：

Atalay Alem, Addis Ababa University, Ethiopia; Laura Amato, Cochrane Collaborative Drugs and Alcohol Review Group, Italy; Satinder Aneja, Lady Hardinge Medical College, India; Pierre Bastin, Clinique Beaulieu, Switzerland; Gayle Bell, Institute of Neurology, University College London, UK; Donna Bergen, Rush University Medical Centre, Illinois, USA; José Bertolote, Botucatu Medical School, Brazil; Irene Bighelli, Verona University, Italy; Stephanie Burrows, Centre hospitalier de l'université de Montréal, Canada; Erico Castro-Costa, FIOCRUZ (Oswaldo Cruz Foundation), Brazil; Tony Charman, Institute of Psychiatry Psychology and Neuroscience King's College, UK; Marek Chawarski, Yale School of Medicine, USA; Vera da Ros, Rede Brasileira de Redução de Danos e Direitos Humanos, Brazil; Carlos Felipe D'Oliveira, National Association for Suicide Prevention, Brazil; Kieren Egan, WHO Collaborating Centre for Mental Health, HUG, Switzerland; Eric Emerson, Centre for Disability Research and Policy, University of Sydney, Australia; Saeed Farooq, Department of Psychiatry, Lady Reading Hospital, Pakistan; Melissa Gladstone, University of Liverpool, UK; Charlotte Hanlon, Addis Ababa University, Ethiopia; Angelina Kakooza, Makerere University, Uganda; Rajesh Kalaria, University of Newcastle, UK; Eirini Karyotaki, Vrije University, Netherlands; Mark Keezer, University College London, UK; Nicole Lee, Turning Point, Australia; Valentina Lemmi,

London School of Economics, UK; Harriet MacMillan, McMaster University, Canada; Carlos Martinez, Ministry of Health, Argentina; Daniel Maggin, University of Illinois, USA; Silvia Minozzi, Cochrane Collaborative Drugs and Alcohol Review Group, Italy; Zuzana Mitrova, Cochrane Collaborative Drugs and Alcohol Review Group, Italy; James Mugisha, National Association for Suicide Prevention, Uganda; Adesola Ogunniy, University College Hospital, Nigeria; Denis Padruchny, Information and Training Centre of Psychiatry and Narcology, Belarus; Amrita Parekh, Public Health Foundation of India; Khara Sauro, University of Calgary, Canada; Shoba Raja, Basic Needs, India; Brian Reichow, Child Study Centre, Yale School of Medicine, USA; Maria Luisa Scattoni, Istituto Superiore di Sanità, Italy; Suvasini Sharma, Lady Hardinge Medical College and associated Kalawati Saran Children's Hospital, India; Pratibha Singhi, Post Graduate Institute of Medical Education and Research, India; Lorenzo Tarsitani, Policlinico Umberto Sapienza University of Rome, Italy; Wietse Tol, Peter Alderman Foundation, Uganda; Sarah Skeen, Stellenbosch University, South Africa; Manjari Tripathi, All India Institute of Medical Sciences, India; Ambros Uchtenhagen, University of Zurich, Switzerland; Chris Underhill, Basic Needs, UK; Anna Williams, Institute of Psychiatry, Psychology and Neuroscience King's College, UK.

制作团队

图片设计和排版: Erica Lefstad
印 刷 协 调: Pascale Broisin, Frédérique Claudie Rodin, WHO, Geneva.

财务支持

以下组织为干预指南的编制提供了财务资助:

Autism Speaks, USA; CBM; Fountain House Inc.; Government of Japan; Government of the Republic of Korea; Government of Switzerland; National Institute of Mental Health, USA; Syngenta.

版权所有，侵权必究！

图书在版编目（CIP）数据

消除精神卫生缺口行动计划干预指南 / 世界卫生组织（WHO）主编；何燕玲，王振主译 . —北京：人民卫生出版社，2021.2

ISBN 978-7-117-31138-0

Ⅰ.①消… Ⅱ.①世… ②何… ③王… Ⅲ.①精神障碍 – 防治 – 指南 Ⅳ.①R749.3-62

中国版本图书馆 CIP 数据核字（2021）第 004546 号

| 人卫智网 | www.ipmph.com | 医学教育、学术、考试、健康，购书智慧智能综合服务平台 |
| 人卫官网 | www.pmph.com | 人卫官方资讯发布平台 |

消除精神卫生缺口行动计划干预指南
Xiaochu Jingshen Weisheng Quekou Xingdong Jihua Ganyu Zhinan

主　　译：何燕玲　王　振		经　　销：新华书店	
出版发行：人民卫生出版社（中继线 010-59780011）		开　　本：787×1092　1/16　印张：11	
地　　址：北京市朝阳区潘家园南里 19 号		字　　数：281 千字	
邮　　编：100021		版　　次：2021 年 2 月第 1 版	
E - mail：pmph @ pmph.com		印　　次：2021 年 4 月第 1 次印刷	
购书热线：010-59787592　010-59787584　010-65264830		标准书号：ISBN 978-7-117-31138-0	
印　　刷：三河市潮河印业有限公司		定　　价：99.00 元	

打击盗版举报电话：010-59787491　E-mail：WQ @ pmph.com
质量问题联系电话：010-59787234　E-mail：zhiliang @ pmph.com

08检